寝ころんで読む

傷寒論
温熱論

入江祥史 著

中外医学社

はじめに

　漢方薬を診療に取り入れていない医師は、もはやごく少数派であろう。どこのクリニック、どこの病院に行っても、普通に漢方薬が処方される時代になった。
　さて、漢方薬を処方すること≠漢方治療、であることは、前者にはともかく後者にはそれなりの理論と手技が必要であることを意味する。前者には極論すれば医師免許さえあればよく、後者にはそれなりの漢方的知識が上乗せされて要求される。
　漢方医学の学習は、よく「傷寒論」に始まり「傷寒論」に終わる、といわれる。中身は知らなくても、「傷寒論」の名前くらいは誰でも知っているだろう。「傷寒」とは急性発熱性疾患のことであり、「傷寒論」はその治療学書である。したがって上の言は一部正しいのだが、同時にわが国の漢方医学の欠点もそのまま負っているのである。それは、「傷寒論」が急性発熱性疾患の半分しかカバーしていないことによる。
　後の半分は何かというと、それは"温病学"である。ざっくりといえば、傷寒は初期に悪寒を伴い、後に発熱する感染症の総称で、一方の温病は初期に悪寒を伴わず、ただ熱が出る感染症の総称である、となるだろう。
　漢方の"本場"中国では、傷寒＋温病で初めて、急性感染症が総括できるとしている。現代医学的にも、感染症では、初期に悪寒があるものとないものとがある。悪寒のあるものだけを取り上げれば、それは不十分であることがよくわかるであろう。これが「傷寒論」に加えて温病学の理解が必要な理由である。
　そういうわけで今回は、漢方の急性感染症を理解するために、傷寒論＋温病学の解説を試みた。むろん、現代の臨床に活かすためである。

2016 年 12 月

著者

もくじ

第1部 | 傷寒論 …… 1
    初めての傷寒論―筆者の体験から …… 2
    傷寒論とは（1） …… 3
    傷寒論とは（2） …… 4
    傷寒論の諸バージョン―それぞれが抱える問題 …… 5
    傷寒論の共通認識 …… 6
    傷寒論全文 …… 8
    六経弁証とは？ 六病位とは？ 何が違うの？ …… 11
    陽明が先か少陽が先か？ 半表半裏とは？ …… 12
    医者は傷寒論一冊を枕にすれば足りる？ …… 13
    〔傷寒論 各条の解説〕 …… 14
        太陽病（第1条～第43条） …… 14
        陽明病（第44条～第47条） …… 101
        少陽病（第48条） …… 108
        太陰病（第49条～第50条） …… 112
        少陰病（第51条～第62条） …… 116
        厥陰病（第63条～第65条） …… 129
    傷寒論の最後に …… 134

第2部 | 金匱要略 …… 135

第3部 | 温病学 …… 141
    再び陰陽 …… 142
    温病とは？ …… 142
    温病学の歴史 …… 144
    葉天士「温熱論」（第1条～第37条） …… 145
    温熱論の最後に …… 211

    おわりに …… 213
    索引 …… 217

本書は、「漢方研究」(月刊漢方研究 発行) 2014年9月号〜2016年7月号に連載した「寝転んで読む傷寒論」「寝転んで読む温熱論」に加筆修正したものです。

第1部

傷寒論

初めての傷寒論——筆者の体験から

　私が医学生の頃、内科学の肝炎の講義を受けていたときのこと。先生が治療薬を板書していたのだが、インターフェロン、グリチルリチン酸、の次に書かれた「小柴胡湯」という文字には思わず、「！…？　こしばこゆ？」となったものである。

「…先生、その漢字で書かれたものは何ですか？」

と質問した。

「これ？　ショウサイコトウ。漢方薬だ、知らんかな？」

「はあ？　かんぽうやくう？　何だそりゃ？　知らんわな。だって先生、さっきはHCVのgenomeの話を…。何でまたそんな古臭い薬が…？　ところで何で他の人は質問せんの？　みんな知ってるのか？　これ常識？」

とはさすがに口には出さなかったが、とにかく医学部に進んでから漢方との出会いが出し抜けであったことは確かだ。むろん、このときはこれでおしまい。この処方が傷寒論に載っている有名処方だ、などということは、他に覚えることだらけの医学生にとっては知る由もなかった。そして、この数年後に私は漢方の世界にズブズブと沈んでいくのだが、そうなってしまうとは小柴胡湯との邂逅時には思いもよらないことであった。なお、葛根湯とは幼少時にすでに出会っていたのだが、それは「風邪を引いたときに飲まされる強烈にまずい薬」というだけのものにすぎなかった。

　さて、医者になって数年が経ち、ふとしたことから漢方をかじり始めたのだが、漢方をやるんだったらやはり傷寒論を読まなくては話にならないだろうと思い、本屋へ行って大塚敬節先生の書かれた「傷寒論解説」を買ってきて開いてみたら、しょっぱなに出てくるのが桂枝湯というのには驚いた。

「えっ？　傷寒論って漢方の基本テキストだろ？　何でいきなり5種類（も生薬を混ぜた桂枝湯）から？　普通、1種類からだろ？　あるいは、よく使う葛根湯から始めるとか…しないのか？」

　さらにぱらぱらとページをめくっていくと、桂枝湯の次に出てくるのが、桂枝湯、また桂枝湯。ちょっと変わって桂枝加葛根湯で、また桂枝湯。桂枝去芍薬湯、桂枝加附子湯などが出てくるのだが、結局全部"桂枝ナンチャラ湯"ばかり。処方の構成は桂枝、桂枝、桂枝！　桂枝ばっかり！　あるいは甘草、生姜ばっ

かり。昔はさぞかし「桂」の活字が摩耗したことであろう。そして本の真ん中あたりは大承気湯ばかりだったり小柴胡湯ばかりだったりする。もっと進んでも、やはり桂枝湯、桂枝湯、桂枝湯！　そして何だか処方はどれもこれも似ているものばかり。よくみると、せいぜい桂枝、甘草、生姜、大棗、芍薬、茯苓あたりからいくつかピックアップして混ぜただけかもしれない。確かに分量は微妙に違うけれども…。傷寒論って桂枝湯の本だったのか？！

　長くなったが、以上が傷寒論に対して私が抱いた最初の感想であった。これはあながち外れでもなかったのだが、しかしせっかく買った傷寒論が"消化せん論"になってしまって、しばらく本棚のオブジェとなっていたのはいうまでもない。

傷寒論とは（1）

　ところで、洋菓子にパウンドケーキというのがある。小麦粉、砂糖、卵、バターを1ポンドずつ使って作るからそういう名前なのだそうだが、これは洋菓子作りの基本だ。マドレーヌ、フィナンシェ、バウムクーヘンなどはどれもだいたい材料は似ていて、小麦粉、砂糖、卵、バターは共通だ。いわばパウンドケーキのバリエーションである。パティシエたちは、まずはこの少ない材料の特性を知ることから修行を始め、そしてパウンドケーキ作りをしっかり己の身に沁みこませることに時を費やし、その後初めて配合を微妙に変えたり他の材料を少し足したりして、多様な世界を生み出せるようになるのだろう（と勝手に思う）。ちなみに、長崎生まれの私の大好物はやはり長崎名産のカステラだが、その材料もやっぱり小麦粉、卵、砂糖であって、バターの代わりに水あめが入るくらいの違いしかないが、配合やら混ぜ方、焼き方などにコツがあるようで、同じカステラでもカステラ屋によって味が天と地ほどに違う。目をつぶって食べてもF屋のカステラかB堂のカステラかはすぐにわかる。ウソだと思う方は私に食べさせてみるとよい。

　さて何をいいたいのかというと、つまり傷寒論というのは、上でいう卵、小麦粉、砂糖の使い方、パウンドケーキの作り方をしっかり身に沁みこませ、バリエーションにも挑戦するための本の漢方版のようなものなのだろう、ということだ。「桂枝、甘草、生姜、大棗、芍薬、茯苓あたりの生薬はこんなふうに、桂枝湯、桂枝ナンチャラ湯はこんなふうに使うんだよ、どんな意味があるかは、今は考え

なくてよいから、とにかく使い方に習熟すること！」みたいな読み方もできる。

　初心者の方（註：本書は初学者をターゲットにしているので、中級以上の漢方専門家は読まないでください）が誤解するといけないので急いで言葉を足すが、傷寒論は処方作りのレシピ集ではない。大切なのは薬（処方）の運用のしかたである。傷寒（という病）にかかった患者を診断するための、つまり症候学と治療のための本である。薬の作り方も載っているが、それは薬局や製薬会社のない昔では、治療は医師自ら薬を作るところから始まっていたからであって、レシピを載せておかないとお話にならなったからである。

　さらに老婆心ながら付け加えておくが、漢方でいう"処方"とは、「先生の〇月〇日の処方は、葛根湯7.5g、小柴胡湯7.5gですね」というときの処方ではなくて、葛根湯とか小柴胡湯そのもののことである。漢方薬名といいかえてもよい。"方剤"とも呼ばれる。昔は生薬をいちいち混ぜて漢方薬を拵えていたのが、今や大半の人が飲むのはエキス製剤であって、小さなフリカケの袋みたいなちょっと情けない姿をしているから、初めての人は「処方？」というと戸惑うと思ったので付け足した次第である。

傷寒論とは（2）

　以下、初学者のためにさらに補足しておく。

　傷寒論とは、西暦200年頃に後漢の張仲景（ちょうちゅうけい）が書いた一冊の完成された本である、といいきるには無理があることは知っておいてよいかもしれない。まず、①張仲景（張機（ちょうき）ともいわれる）によって"編集"されたものだとする説が多いこと、②張仲景という人物が実在したかどうかが実は怪しいらしいこと、そしてもっと重大なことだが、③「これが傷寒論である」という決定版がないこと、である。①②はほとんどの読者にとって大した問題ではないだろうが、③は「どういうこと？　傷寒論って何種類もあるの？」と思うのが普通だろう。

　傷寒論が書かれたのは、紙が大変貴重な時代である。だから原本は木簡か何かに書かれた可能性があり、そもそもモノとしての管理が難しかったのだろう。これに西晋の王叔和（おうしゅくか）が加筆修正したものが一時的に存在したらしいことはわかっているが、当時は（今も世界のどこかで）ちょうど戦乱の世の中だったせいか、原本はすぐにどこかへ行ってしまった。燃えてしまったのかもしれない。せめて

傷寒論くらい戦火を免れてほしかったのだが、戦をする連中には傷寒論なんかは眼中になかったのだろうか、とにかく現在には伝わっていない。何かに紛れて出土されたりすると面白いのだが…。

では、今われわれが傷寒論と呼んでいるものはいったい何なのか。

原本がなくても、もしそれが他人に影響を与えるものであったならば、いろんな人が書き写すなり暗記するなりして後世に伝えられたはずである。傷寒論の内容を「窺い知る」くらいであれば、そういうことのできる書物はいくつか現存している。

傷寒論として独立した形で歴史に再登場するのは西暦1060年頃である。北宋の校正医書局という機関の林億や孫奇らが、傷寒論の原本またはその遺残ないしは伝写物を再編して出版したものがある。これは現在「宋板傷寒論」と呼ばれている。実はこれも滅失して現存しないが、その後で明の趙開美が西暦1600年頃に「宋板」を復刻するような形で版を起こしたものは現存する。「趙開美本」と呼ばれている。この頃になると紙に刷って大量に製本できたようで、発行部数もかなり出たようである。ちなみに私は最初「趙開・美本」だと思っていた。相当な骨董ファンになったものだ。

傷寒論の諸バージョン──それぞれが抱える問題

ところで、「宋板」すなわち「趙開美本」の内容はオリジナルの傷寒論とはどうやら大きく異なるものであるらしく、後漢に書かれた傷寒論を宋の時代に要求されるレベルに合わせて改訂したのであろうということが研究者の間ではいわれているようだ。しかし日本で流行ったのはこれではなかった。

金の成無己が書いた「注解傷寒論」というのがある。「注解」というからにはこれは注釈本である。研究者によると、成無己は傷寒論原本にあったはずの大事な記載をどうやらご丁寧にもいくつも削除してしまったらしい。傷寒論の本当の姿からズレているという批判も研究者の間ではあるようだ。「注解」のほうが「趙開美本」よりも歴史的には古いのだが、漢方が栄えた江戸時代には、漢方医の多くは「注解」を読んで勉強したらしい。

この他、「康平本」とか「康治本」などの「傷寒論」も存在する。「康治本」こそオリジナルに近いとする研究者もいれば、いやいやこれらはニセ書だと退ける

研究者もあるようだ。その他、現在に至るまでにいろんな人が傷寒論の注釈本（解説書）を書いている。

　このようなわけで、漢方医の間でも「これぞ傷寒論」というのはない。そもそもオリジナルが現存しないし、どれが最もオリジナルに近いか、といわれても諸説紛々としている。しかしどのバージョン（一部を除いて）も、大筋のところではそれほど相違がない。いくつかのバージョン（もちろん漢文）を原書で読めば、傷寒論の全貌がだいたいつかめるだろう。「原書で読む」というと、私が医学生だった頃は、何やらカッコいい響きがあった。よせばいいのに、和訳が出ている本の英文原書を買って、読むのに非常に手間がかかって、結局和訳版をまた買い直すというようなアホなこともした。…傷寒論に話を戻すと、要は内容が理解できればよいわけで、原書でなくても現代語の本もいっぱい出ているわけである。「オレはすぐ読める解説書がいいな」という人もいるであろう。

　さて、だいたい古典の名著などは一字一句とも揺るがせにしないで読むことが大切である。傷寒論はというと、ここでまた水を差すようなことをいうが、「宋板」ですら字句の間違いやミスプリ、似たような文章の羅列、表現の不統一 etc. が結構あるようで、北宋の校正医書局ともあろうものがこの体たらくである。あるいは、後世の判断を仰ぐためにあえてミスをミスのまま載せているのか？　もし、明らかな間違いを、間違いではなく故意によるものだと捉えて新しく解釈したら、それはさらに真実から逸れる。私には真実がどうなのかわからないが、本書の読者のほとんどはいわゆる現代西洋医学だけをやってきたのであろうし、これからもまさか漢方で食っていこうという人は少ないだろうから、「オレは解説書でいいや」でいいと思う。

　傷寒論の長さは、字面だけなら、長めの「宋板」でもそんなに長くない。本文は 398 条あり、文字数は各条十数字〜数十字程度である。ハリソン内科書などと比べてもかなり薄い。それだけに一字一句を大切にしたい気持ちはわかるのだが、とにかく一字一句、あまり細かいところに拘りすぎると大きなものを見失うのかもしれない。大雑把すぎる理解はいけないとしても。

傷寒論の共通認識

　前置きが長くなりすぎて、読者の熱意に思いきり水を差してしまったかもしれ

ない。

　さて、そんな傷寒論でも、大枠はだいたい一致しているから安心してほしい。つまり傷寒論はいい意味での大陸的アバウトさでもって、大枠を理解していれば初心者には十分だと思われる。それは、

①傷寒論は、傷寒という、現在でいえば急性発熱性感染症の診療について述べていること。

②傷寒は、太陽病・陽明病・少陽病・太陰病・少陰病・厥陰病の6段階に分かれること。

③太陽病とは、頭痛・発熱があって悪寒もする状態であること。

④陽明病とは、消化管に便が詰まっている状態であること。

⑤少陽病とは、口の中が苦く、喉が渇いたり、めまいがしたりする状態であること。

⑥太陰病とは、腹が張って嘔吐し、食事も受け付けず、下痢がひどく、腹痛がすることもある状態であること。

⑦少陰病とは、意識がうつらうつらとしてただ横になっていたい状態であること。

⑧厥陰病とは、やたらと喉が渇き、気が胸のあたりに突き上げてきて暑苦しく、何も食べていないにもかかわらず食欲はなく、もし食べれば（回虫を）吐き出してしまい、下痢が止まらない状態であること。

⑨この6段階は、病が変化していく場合はだいたいこの順番をたどるが、常に太陽病から始まるわけではなく、いきなり他のどれかから始まることもあること。

⑩以上から、傷寒論は傷寒の漢方治療を学ぶための、必携本だということ。

⑪傷寒論は単なる傷寒マニュアルではなく、もっと広い応用範囲をもち、漢方治療の基本中の基本であるということ。

…などにおいてである。

　もちろん、①〜⑪などは共通認識なんかじゃなくて間違いだとする説もあるが、私はこの小稿を漢方専門としない「解説書でいい、治せればいいのだ」と声を上げる普通の医師、薬剤師など、漢方については"ど素人"の方たちのために書いているので、お許し願いたい。

　そもそも、治せない傷寒論なんて、誰も要らないであろう。

傷寒論全文

　さて、ここから傷寒論の具体的内容に触れていく。さしあたっての問題はどの傷寒論を読んでいくかであるが、前にお話ししたように、傷寒論にはいくつものバージョンがあるのだ。ここでは私が一番ふさわしいと思う「康治本傷寒論」を読んでいく。なぜふさわしいかというと、オリジナルに一番近いとか、エッセンスが凝縮されているとか、いろいろな理由はあるだろうが、何せ短いのだ。ちょっとみてみよう。

1. 太陽之為病脈浮頭項強痛而悪寒
2. 太陽病発熱汗出悪風脈緩者名為中風
3. 太陽病或已発熱或未発熱必悪寒体痛嘔逆脈陰陽俱緊者名日傷寒
4. 太陽中風陽浮而陰弱陽浮者熱自発陰弱者汗自出嗇嗇悪寒淅淅悪風翕翕発熱鼻鳴乾嘔者桂枝湯主之
5. 太陽病頭痛発熱汗出悪風者桂枝湯主之
6. 太陽病項背強几几反汗出悪風者桂枝加葛根湯主之
7. 太陽病発汗遂漏不止其人悪風小便難四肢微急難以屈伸者桂枝加附子湯主之
8. 太陽病下之後脈促胸満者桂枝去芍薬湯主之
9. 服桂枝湯或下之後仍頭項強痛翕翕発熱無汗心下満微痛小便不利者桂枝去桂枝加白朮茯苓湯主之
10. 服桂枝湯不汗出後大煩渇不解脈洪大者白虎加人参湯主之
11. 傷寒脈浮自汗出小便数心煩微悪寒脚攣急反服桂枝湯得之便厥咽中乾煩躁吐逆者与甘草乾姜湯以復其陽若厥愈者与芍薬甘草湯以其脚伸若胃気不和譫語者与調胃承気湯若重発汗者四逆湯主之
12. 太陽病項背強几几無汗悪風者葛根湯主之
13. 太陽与陽明合病者必自下利葛根湯主之
14. 太陽与陽明合病不下利但嘔者葛根加半夏湯主之
15. 太陽病頭痛発熱身疼腰痛骨節疼痛悪風無汗而喘者麻黄湯主之
16. 太陽中風脈浮緊発熱悪寒身疼痛不汗出而煩躁者青竜湯主之
17. 傷寒脈浮緩身不疼但重乍有軽時無少陰証者青竜湯発之
18. 発汗若下之後昼日煩躁不得眠夜而安静不嘔不渇脈沈微身無大熱者乾姜附子

湯主之
19. 発汗後汗出而喘無大熱者麻黄甘草杏仁石膏湯主之
20. 発汗後臍下悸欲作奔豚者茯苓桂枝甘草大棗湯主之
21. 発汗若下之後心下逆満気上衝胸起則頭眩者茯苓桂枝甘草白朮湯主之
22. 発汗若下之後煩躁者茯苓四逆湯主之
23. 発汗若下之後反悪寒者虚也芍薬甘草附子湯主之但熱者実也与調胃承気湯
24. 発汗若下之後虚煩不得眠若実劇者必反復顛倒心中懊憹梔子豉湯主之若少気者梔子甘草豉湯主之若嘔者梔子生姜豉湯主之
25. 太陽病発汗汗出後其人仍発熱心下悸頭眩身瞤動振振欲擗地脈沈緊者真武湯主之
26. 傷寒中風往来寒熱胸脇苦満嘿嘿不欲飲食心煩喜嘔或胸中煩而不嘔或渇或腹中痛或脇下痞鞕或心下悸小便不利或不渇身有微熱或咳者小柴胡湯主之
27. 傷寒身熱悪風頸項強脇下満手足温而渇者小柴胡湯主之
28. 傷寒陽脈濇陰脈弦法当腹中急痛先与建中湯不愈者小柴胡湯主之
29. 傷寒心中悸而煩者建中湯主之
30. 太陽病反二三下之後嘔不止心下急鬱鬱微煩者大柴胡湯主之
31. 太陽病熱結膀胱其人如狂血自下下者愈但少腹急結者与桃仁承気湯
32. 傷寒結胸熱実脈沈緊心下痛按之石硬者陥胸湯主之
33. 太陽病発汗而復下之後舌上燥渇日晡所有潮熱従心下至小腹鞕満痛不可近者陥胸湯主之
34. 傷寒発汗而復下之後胸脇満微結小便不利渇而不嘔但頭汗出往来寒熱心煩者柴胡桂枝乾姜湯主之
35. 太陽病発汗而復下之後心下満鞕痛者為結胸但満而不痛者為痞半夏瀉心湯主之
36. 太陽中風下利嘔逆発作有時頭痛心下痞鞕満引脇下痛乾嘔短気汗出不悪寒者表解裏未和也十棗湯主之
37. 傷寒汗出解之後胃中不和心下痞鞕乾噫食臭脇下有水気腹中雷鳴下利者生姜瀉心湯主之
38. 傷寒中風反二三下之後其人下利日数十行穀不化腹中雷鳴心下痞鞕満乾嘔心煩不得安者甘草瀉心湯主之

39. 傷寒胸中有熱胃中有邪気腹中痛欲嘔吐者黄連湯主之
40. 太陽与少陽合病自下利者黄芩湯主之若嘔者黄芩加半夏生姜湯主之
41. 傷寒脈浮滑表有熱裏有寒者白虎湯主之
42. 傷寒下後不解熱結在裏表裏胆熱時時悪風大渇舌上乾燥而煩欲飲水数升者白虎加人参
43. 傷寒無大熱口煩渇心煩背微悪寒者白虎加人参湯主之
44. 陽明之為病胃実也
45. 陽明病発熱汗出讝語者大承気湯主之
46. 陽明病発熱但頭汗出渇小便不利者身必発黄茵蔯蒿湯主之
47. 三陽合病腹満身重難以転側口不仁面垢遺尿発汗讝語下之額上生汗手足逆冷若自汗出者白虎湯主之
48. 少陽之為病口苦咽乾目眩也
49. 太陰之為病腹満而吐自利也
50. 太陰病腹満而吐食不下自利益甚時腹自痛者桂枝加芍薬湯主之大実痛者桂枝加芍薬大黄湯主之
51. 少陰之為病脈微細但欲寐也
52. 少陰病心中煩不得眠者黄連阿膠湯主之
53. 少陰病口中和其背悪寒者附子湯主之
54. 少陰病身体疼手足寒骨節痛脈沈者附子湯主之
55. 少陰病下利便膿血者桃花湯主之
56. 少陰病吐利手足逆冷煩躁欲死者呉茱萸湯主之
57. 少陰病咽痛者甘草湯主之
58. 少陰病下利者白通湯主之
59. 少陰病腹痛小便不利四肢沈重疼痛自下利或咳或小便利或不下利嘔者真武湯主之
60. 少陰病下利清穀裏寒外熱手足厥逆脈微欲絶身反不悪寒其人面赤色或腹痛或乾嘔或咽痛或利止脈不出者通脈四逆湯主之
61. 少陰病下利咳而嘔渇心煩不得眠者猪苓湯主之
62. 少陰病脈沈者宜四逆湯
63. 厥陰之為病消渇気上撞心心中疼熱飢而不欲食食則吐下之利不止

64. 発汗若下之後煩熱胸中窒者梔子豉湯主之
65. 傷寒脈滑厥者裏有熱白虎湯主之

　以上が全文である。これに各処方のレシピが多少付いている。
　「ええっ、たったこれだけ？」とあなたが思うかどうかだが、字数は約 2,000 字、わずか 4 ページ（しかも余白だらけ）だから、この分量だと俄然ヤル気スイッチがオンに入るだろう（まあ、漢文で白文だが…）？　毎日写経のように書き写しても勉強になるかもしれない。
　ここでわざわざ全文を載せたのは、字数を稼いで原稿料をいただくためではない。まず"敵"を遠望して全軍を把握するためだ。それから近づいて行って各個撃破していくのである。
　この「康治本」を土台にして、宗板などの内容も盛り込んで、今のわれわれの医療現場に即した形で取り入れて行こうというわけだ。現代語訳は私がするので、ときに怪しいだろうが、傷寒論研究者になりたいという特殊な人はともかく、普通の現代医学の臨床家なら、漢方エキス製剤（普通はこれだろう）を使うにあたって必要十分なものを掴んでいただければそれでよいと思う。とにかく傷寒論とは何か知りたいという方にも、本書で十分だろう。
　ちなみに「趙開美本」はこの 6 倍の分量がある。条文が 398 個もある。手元にある「傷寒雑病論」の「傷寒論」部分だけでも 200 ページ以上になる。
　そうだ、いい忘れていたが、「傷寒雑病論」の後半が、かの有名な「金匱要略」である。歴史上「傷寒論」と「金匱要略」はくっついたり離れたりするのだが、ともに張仲景の編著であるとされている。「金匱要略」は八味地黄丸や当帰芍薬散などの原典であるが、本書では傷寒論を重点的に扱う。今のところはそれで十分としてほしい。「雑病って何？」というのにも議論があり、どれにしたところで実際の臨床には何ら影響がないので、ここでは触れない。

六経弁証とは？　六病位とは？　何が違うの？

　全文を見渡している間に捉えてほしいのは、傷寒論が確かに太陽病・陽明病・少陽病・太陰病・少陰病・厥陰病の 6 つに分かれていることだ。条文の多さでは太陽病が他を圧倒している。量的にはこれに少陰病が続くが、まあそれだけ重

要性が高いということなのだろう。傷寒は太陽病→陽明病→少陽病→太陰病→少陰病→厥陰病の順に進むばかりではなく、現実では少陰病からいきなり始まり、しかも抗菌薬などのない当時は結構ヤバいケースもあったようだから、こうなったのだろう。一方、1行しか触れられていない少陽病が軽視されているかというと、そうでもないのだ。読み進めていくうちにわかる。

さて、ここで傷寒が6つに分かれることを、

①単に6ステージに分かれている

とする考え方と、いやいやそうではなくて、

②その6つは鍼灸で必須の経絡（その要所がいわゆるツボ）につながっていて、太陽膀胱経・太陽小腸経・陽明胃経・陽明大腸経・少陽胆経・少陽三焦経・太陰肺経・太陰脾経・少陰心経・少陰腎経・厥陰肝経・厥陰心包経と密接な関連がある

とする考え方とがある。

このうち、①は「六病位」の考え方で主に日本漢方の人たちはこちらを、②は「六経弁証」の考え方で主に中医学の人たちはこちらを、それぞれ取り入れているようだ。②のほうが複雑だ。これらの12の「経」は、傷寒論が最初に書かれる以前に出されている「黄帝内経」という、東洋医学の生理学書のような重要書籍にすでに登場しているし、さらには傷寒論の序文に「黄帝内経を参考にした」みたいなことが書いてあるので、そうなると②を採るのが妥当なような気もするが、「どちらでもいいから俺は早く傷寒論をわかりたいんだ」という声が聞こえてきそうだ。要は傷寒論を理解できればよい。とすると、本書では①の考え方を採用しておく。

陽明が先か少陽が先か？　半表半裏とは？

すでに傷寒論を解説書で勉強された方はお気づきかと思うが、病の登場順が、

A．太陽病→陽明病→少陽病→太陰病…

となっている本と、

B. 太陽病→少陽病→陽明病→太陰病…

となっている本とがある。

　原本とされるものは康治本も、趙開美本もすべてAとなっていて、解説書によっては順番がBのように入れ替わっているのだ。何とも不思議ではないか？

　これはどうやら少陽（または少陽病）の捉え方にあるらしい。これについては、少陽病の条文に触れるときに考えてみたいので、ここではこれ以上言及しないでおく。

医者は傷寒論一冊を枕にすれば足りる？

　私は傷寒論を、最初は通勤電車で吊革につかまりながら読んだ。B6判でちょうどよい本カバーがなかったので、表紙むき出しのまま毎日読んでいたら、題字が擦り切れて何の本か他人にはわからないまでになった。寝床でも読んだが、それでもあまり頭に入らない。昔の偉い人が「医者は傷寒論一冊を枕にすれば足りる」みたいなことをいったらしいが、私の場合は薄くて硬くて枕にはならず、しかし睡眠薬にはなった…。

　そういう日々で気づいたのは、たまに頭に入ることがあったら、それは決まってリラックスしているときで、腹這いになって読んでいる、まさにそのときだったのである。私の場合は、机にかじりついていくら読んでもだめだった。

　次から条文を読んでいく。それこそリラックスして、寝転がったりして読んでください。

参考文献
1) 戸上重較（校）．康治本傷寒論標註．京都：蒼屋宗八；1857．
2) 長沢元夫．新版 康治本傷寒論の研究．東京：健友館；1992．
3) 神　靖衛，越智秀一，長沢元夫．康治本傷寒論要略．東京：たにぐち書店；2006．
4) 日本漢方協会学術部，編．傷寒雑病論『傷寒論』『金匱要略』（三訂版）．千葉：東洋学術出版社；2000．

傷寒論 各条の解説

太陽病

第1条　太陽之為病、脈浮、頭項強痛、而悪寒。
(注：句読点は原文にはなく、筆者の独断で勝手に打ったもの)

　お約束通り、ここから「康治本傷寒論」の本文を読んでいく。全部で65条しかない。

> (意訳：これも筆者が独断意訳した)
> 第1条　太陽が病むと、橈骨動脈の脈は、医者が軽く触れただけで脈拍を触知できるほど浮いていて、頭痛を訴え、後頸部の筋肉がこわばるという。しかも悪寒がするものだ。

　ちょっと意訳しすぎただろうが、漢方の初心者にはこれでも十分難しいかもしれない。けれども次第に慣れていくはずだ。

太陽之為病

　いきなり「太陽之為病…」なんていわれても、普通は面食らう。傷寒論がいきなりこんな書き方をしているところをみると、「これくらい常識だろう」という書いた人の独りよがりではなくて、やはり当時の人（医者）には「あ、太陽病の

オハナシね」と十分通じたのだろう。

　この当時, すなわち西暦200年頃には医療というものはすでにあって, ある程度のレベルにまでは達していたはずで, すでに理学的所見と病気との関連について, データというか経験が蓄積されていたのであろう. もちろん傷寒論も, 野原に超高層ビルが忽然と出現したようなものではなくて, これ以前にも似たような書物などがあって, そこに傷寒論が登場し, 傷寒論からまたいろんな書につながっていく, と考えるほうが自然だろう. 趙開美本の序文には, 張仲景がいろんな本を参照して傷寒論をまとめたようなことが書いてある. 傷寒論は史上初の漢方書でも何でもなくて, 医学の歴史を鉄道に喩えれば「途中停車駅にしては大きかった」みたいなものだろう.

　さて, だから「太陽って, あのお天道様が病気になったのか？　日光を浴びると太陽病になるのか？」という疑問は出なかったのだろう. ちなみに私は, 初めて「太陽病」と聞いたとき, 日光過敏症か何かのことだと思ったくらいである.

　ところで, 前に書いたように, 傷寒という病気には進行具合によって6段階（太陽病・陽明病・少陽病・太陰病・少陰病・厥陰病）あって, その第1ステージが太陽病なのだ…というのは実は大して重要なことではなくて, 本書の最後まで目を通せばわかることだ.

　話はいきなり脱線するが, 教科書を7回読むだけで東大に合格し, 司法試験にも一発合格したという女性弁護士の話を思い出した. その方の教科書の読み方だが, 一文一文丁寧に読むところから始めるのではなく, まずはザーッと見出しだけをみていき, 全体はこれくらいの分量でだいたいこういうことが書いてある, くらいのものをつかむのだそうだ. これが1回目. これをあと6回繰り返すうちにスピードがアップして, 記憶や理解が定着していくのだとか. 他でも紹介されている速読法の一種だろうが, 康治本傷寒論だと65条（というか65個の短文であるが）をいきなり精読してはいけない. まずザーッと目を通す, これがよい方法だと思う. 筆者はざーっと書くわけにはいかないので, いちいち文字で埋めていくが, 康治本は速読も何も, 前に示したように全文が見開き一平面に収まってしまうのだから, これにホントに目を「通す」のだ. 何回も.

脈浮

　話を戻すと、「何でいきなり脈が出てくるんだ？」という疑問が出るはずだ。これは、昔は医者が患者を診るときにはまず脈を取ったためだろう。それだけである。

　さて、その脈は「浮」というからには、その対極にはもちろん「沈」があるのだが、触れただけで脈がわかるのを浮、触れただけではわからないので、ぎゅーっと指を沈めてわかるのが沈というわけだ。こんなのはたぶん当時は一般人でも知っていたくらいあたりまえのことだったのだろうから、いちいち書かれていないのだ。こんなことまで書いていたら、当時は紙が貴重だったから、木簡に書かれたと考えると、本自体が重くなって大変だっただろう。

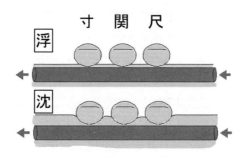

　漢方、とくに傷寒論的急性発熱性疾患の考え方とは、「外から"邪気"が体表に取り付くことで始まり、"邪気"が徐々に体内に侵入することで進展・悪化していく」というものだ。患者の脈が浮脈というのは病がまだ体の浅い位置（体表）にあることを示しているのだ、と昔の人は考えたのだが、実際に起こっている現象とは矛盾しない。これに対し、沈脈は病が体内の深い位置にあることを示す。つまり感染症が進行し、邪気が体内に深く侵入した段階の脈ということである。いずれも、現象をくまなく観察して導いた結論だから、そう考えておいても困らないのである。

頭項強痛

　次に「頭項強痛」とあるが、頭痛がし、後頸部の筋肉がこわばる。感冒のとき

第 1 部　傷寒論

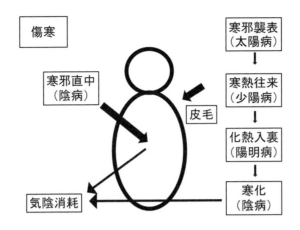

に頭痛や肩こりなどがよく経験されるのがこれである。頭、項は部位の名前だ。では「頭項が強痛する」のか？　頭から項にかけて強く痛むってことか？　あるいは「頭が強して項が痛する」のか？　項が痛いのはわかるとしても、頭がこわばるってどういうこと？　…これは、本当は頭痛・項強がともにある状態なのだそうだ。昔の中国語ではこのような書き方をするらしい。

而悪寒

　この辺まで読んでくると、「ああ、太陽（体の一部分としての）が病むと、現在の感冒みたいな症状を起こすんだな」とわかるであろう。感冒様症状だ。でも実際に感冒かどうかはわからないから、現代の医師は舌圧子を患者の口に突っ込み、ペンライトで扁桃を照らしてみたり、綿棒を患者の鼻に突っ込んで迅速診断キットを試したり、採血や検尿などいろいろ検査をしたりする。その結果、感冒様症状だけれども伝染性単核球症だったり、溶連菌感染症だったということがわかって、治療が異なってくる。

　さて悪寒だが、ウイルスや細菌などの病原体が体内に侵入すると、これに続くサイトカイン分泌で発熱機転が開始し、筋で「ふるえ熱産生」が起こる、これが悪寒→発熱の本態だと現代医学では認識されている。ただ漢方では、ウイルスや細菌という概念がまだなかった頃に発展したので、悪寒という現象を、"自然界に邪気というものが存在し、種々の邪気のうちとくに寒の性質をもつものが人間

の体表に取り付いた結果"と考えたのである。素晴らしい観察力だ。今だってウイルスや細菌は肉眼ではみえないのだから。而は接続詞である。

　悪寒のない感冒というのも、実はよくある。喉が痛いと思っていたら、カーッと暑くなって、体温を測ってみたら何と38度を超えている…というタイプだ。小生が風邪を引くときは悪寒がするほうがむしろ少ないのだが、そういう「ただ暑いだけで悪寒なし」の急性感染症の一群を、漢方では温病（うんぴょう）という。傷寒論は、この後にも述べるように、経過中に必ず悪寒がするタイプのみを取り扱う。傷寒論の時代には温病のほうは残念ながら深い考察がなされていなかった。「それじゃ困るよ」という人たちが、傷寒論が世に出て1,000年ほど経ったときに現れ、温病学というものが発展していったのだ。

(補) 温病

　現代の日本ではなぜかあまり馴染みがない分野だが、中国では傷寒論と温病学とは並立しているくらいだ。このように、傷寒論は、急性感染症のうち温病を除いて傷寒（と中風）を扱う、ちょっと偏った本なのである。

　それではその温病については"温病論"みたいなものがあるのか、といえば、ない。いろんな人がいろんな本を書いているが、有名なのは葉天士（ようてんし）の「外感温熱論」や呉鞠通（ごきくつう）の「温病条弁」などである。

　第1条は、まとめると、

	脈	頭痛	項強	悪寒
太陽病	浮	○	○	○

というわけだ。理解の助けになると思う。

第2条　太陽病、発熱、汗出、悪風、脈緩者、名為中風。

（意訳）
　第2条　太陽病、すなわち脈浮・頭痛・項強・悪寒があるもののうち、悪

寒の後で熱が出て、発汗して、風に当たると寒気がし、脈は浮いていてプヨプヨでふわっ、ふわっ、と打っている…こういう病気は中風、すなわち"風に当たった"ものと呼ばれている。

第3条　太陽病、或已発熱、或未発熱、必悪寒、体痛、嘔逆、脈陰陽倶緊者、名曰傷寒。

（意訳）
第3条　太陽病、すなわち脈浮・頭痛・項強・悪寒があるもののうち、発熱するか否かにかかわらず悪寒がし、関節や筋肉の痛みや突き上げるような嘔気を伴い、脈は浮いていてハチ切れそうにビシッ、ビシッ、と打っている…こういう病気は傷寒、すなわち"寒に傷られた"ものと呼ばれている。

　第2条と第3条を続けて訳してみた。こうしてみると、太陽病が中風と傷寒の2つに分類されることが誰にでもわかる。中風（第2条）では発汗がみられるとわざわざ書いてあるが、傷寒（第3条）ではそうだとは書いていないので、傷寒では発汗していないと考えるのが妥当だろう。東洋医学的な理屈をいえば、"風の邪"が患者の体表を襲って汗が漏れ出てくるのが中風、"寒の邪"が患者の体表を襲ったため寒さで皮膚が締まって汗が漏れてこないのが傷寒、である。
　これまでの各条を表にしてみるとこうなる。

	脈	頭痛	項強	悪寒	発熱	汗
1. 太陽病	浮	○	○	○		
2. 太陽病・中風	浮緩	○	○	○	○	○
3. 太陽病・傷寒	浮緊	○	○	○	不問	×

　こうしてみると、中風と傷寒の一番の違いは、「脈が緩か緊か」である。後は、熱が必ずあるのかどうかである。

中風は、風に当たるとゾワッとする。一般には、程度の軽い寒気であろうとされている。中風を発症したばかりのフレッシュな患者を外来で実際に診ることはあまりないかもしれない。この悪寒→発熱（→発汗）しているまさにその時期、漢方初診者にとっては絶好の学習チャンスなのだが、だいたい患者は家で布団にくるまって寝ているか、風邪薬を飲んで体に鞭打って仕事をしているか、のどちらかだ。診療を受けにくる頃にはだいたいこじれているか、咳だけが取れないから何か薬を出してほしい、などというくらいだ。
　一方、傷寒とは、奥歯をガチガチ鳴らしながら、布団を被ってもガタガタ震える激しい悪寒戦慄そのものだ。一般にそういわれているし、本条にもそう書いてある。発熱する前から悪寒がゾクゾク。筋肉痛もある。これでは仕事にならないので治療を受けにくる。さすがに傷寒だとダウンするから、診る機会はまだあるようだ。
　さて、それぞれ何を処方するか？　それは後のお楽しみに…。
　余談だが、中風というのは脳卒中の古い表現でもある。日本の一部では今でも脳卒中が発症したときに「当たった」ということがあるが、これと太陽病中風とは違う。傷寒論でいう中風とは、自然界の邪気の中でも風邪（ふうじゃ）というものが外から体表を襲ったものという意味であり、今でいう感冒のような、軽症の発熱性感染症のことである。一方の脳卒中の原因は「内風（ないふう）」と呼ばれ、区別されている。

第4条　太陽中風、陽浮而陰弱。陽浮者熱自発、陰弱者汗自出。嗇嗇悪寒、淅淅悪風、翕翕発熱、鼻鳴乾嘔者、桂枝湯主之。

（意訳）
第4条　太陽病のうち中風は、さらに2つに分かれる。熱があるものと、寒気だけで熱がないものと。前者では熱が自然と出るのだが、ゾクゾクブルブルと悪寒がして、パーッと熱が上がる。後者では汗が自然と漏れ出るのだが、ぞわぞわ〜っと悪寒がして、鼻汁がズルズルと出てオエッとえずく。いずれにせよ桂枝湯(けいしとう)の適応だ。

　ここはとくに「陽浮而陰弱」の解釈が難しいところといわれているが構うものか。漢文のお勉強をしているわけではないのだ。要は治せるようになれば目的達成なのだ。だからここでは上のように意訳した。
　意味は読めばわかると思う。①悪寒→発熱というパターンのものと、②悪寒（悪風(おふう)）→汗が漏出して、結局は熱が出ないパターンのものと、太陽病中風には2つあるというのだ。けれども、どちらも悪寒がしているということは、寒の性質をもつ邪が体表に取り付いたということだから、これを桂枝湯という処方で治せと書いてある。
　悪寒と悪風とどう違うのか、ここまで結構あいまいにしてきてしまったが、要はどちらも「さむけ」だ。風に当たるとぞわぞわして嫌だなあというのが悪風で、とにかく寒くてしょうがないというのが悪寒だとか、寒邪によるのが悪寒で風邪によるものが悪風だ！などと異論はあるだろうが、上のように捉えておいてよいと思う。悪寒も悪風も寒気！程度の差！でよい。寒邪(かんじゃ)だろうが風邪だろうが、目にはみえないし、どうやらここまでみてきただけでも症状と理学的所見だけで診療していくのが傷寒論だから、とにかく治せるようになればよいのだ。

桂枝湯

　康治本は65条で見開き2ページ、と豪語したことを思い出した。実は第4条には次のような記載が付随するのだ。

桂枝三両去皮、芍薬三両、甘草二両炙、生姜三両切、大棗十二枚擘。右五味、咬咀三味、以水七升、微火煮、取三升、去滓、適寒、温服一升。

　これは桂枝湯のレシピだ。この後も、処方が新しく登場するたびにレシピが書かれる。だから康治本傷寒論は見開き2ページ…というのはレシピ抜きの場合であって、レシピも入れると2ページではちょっと苦しくなる。
　さて、桂枝湯はというと（せっかくだから料理番組ふうに）、

（桂枝湯の作り方）
　桂枝を3両用意して樹皮を取り除いておきます。芍薬は3両です。甘草は2両で、これは炙っておきます。生姜は3両用意して切片にしておきます。大棗は12個を引き千切っておきます。以上5味ですが、最初の3味は細切れにしておいてください。これらを水7升に入れてとろ火で煮込みます。3升にまで煮詰まったら、カスを取り除きます。以上で桂枝湯のできあがりです。寒気がした瞬間に、1升を温かいまま服用してください。

という具合になる。「両」とか「枚」とか「升」とかいうのは当時の度量衡で、今のどれくらいに相当するのかにも議論があり、ここではまだ取り上げないことにする。
　ちなみにツムラ社の桂枝湯エキス1日分（＝アルミパック3包）は、桂皮（"桂枝"ではないが同じ植物）4g、芍薬4g、甘草2g、大棗4g、生姜（傷寒論では生の"ショウガ"で、エキスでは乾燥させた"ショウキョウ"になっている）1.5gからなる。症状が出たときに1包を飲むことになる。そうすると、エキス1包が"元祖桂枝湯"1升に相当するといいたいところだが、これには非常に無理がある。例えば大棗は、今も昔も大してサイズに変わりはないだろうから、大棗12個というのは数十gになってしまい、エキス中の4gの10倍くらいになるからだ。
　この理屈から行くと、桂枝や芍薬の3両というのは30gくらいになる。桂枝湯エキスは、元祖煎じ薬の桂枝湯の10分の1程度の濃さだということになる。

私の場合は、風邪のときに桂枝湯エキスを1包飲んだくらいでは何ともない。3包くらい飲むとようやく効いたような気がする。やはり現在の桂枝湯エキスをそのまま傷寒論の文脈に則って使うには無理があるようだ。同じことは、他の処方でも感じている。追い追い話していく。

　さて、桂枝湯は、体表の風邪を追い払う処方である。桂枝（桂皮）はシナモンのことだが、服用すると暖かくなって、たくさん摂ると汗をかくことが知られている。つまり発汗薬だ。生姜も似たような作用があり、これも発汗薬である。ということは、桂枝湯は発汗剤なのだろうか。

第5条　太陽病、頭痛、発熱、汗出悪風者、桂枝湯主之。

（意訳）
第5条　太陽病のうち、とくに頭痛・発熱があり、汗をかいていて、「風に当たるとゾワゾワと寒気がするな」というような場合には、桂枝湯がよい。

　ちょっと変なのだが、「太陽病で頭痛がし…」と書いてある。そもそも太陽病は脈が浮で、頭痛・項のこわばり・悪寒がある（第1条）のが基本だったから、太陽病で頭痛がするのはあたりまえなのだ。ここでわざわざ「頭痛がする」と断っているところをみると、よほど頭痛がキツいのだろうか。あるいは何らかの理由があって頭痛があることを強調したいのか…。

　ここで大事なことは、太陽病で悪寒があって汗をかいているようなものは、第4条でも触れた通り桂枝湯で対処すべきだということだ。ということは、桂枝湯は止汗作用をもつのか？ということになる。正しい。桂枝湯は止汗作用をもつ。正確には、衛気(え)が弱くなって汗が漏れ出ている状態（自汗(じかん)）に対して、桂皮・大棗・甘草で衛気を補い、汗を止めるのであるが、あれ？…桂枝湯は発汗の処方だと前条で書いた。いったいどうなっているのだろう？

　これに対しては、桂枝（桂皮）が場合により発汗作用も止汗作用ももつ、ということをいわないとおかしなことになってしまう。すなわち、速やかに発汗をさせた後は、まるで汗腺をきゅっと締めて、無駄な汗のダダ漏れを防ぐ、というよ

うな働きをするのである。発汗する際には生姜がこれを補い、止汗する段階では大棗・甘草の補気（補衛気）作用が助けてくれる、ということになる。芍薬は止汗・汗腺の収斂に作用するほか、筋痛にもよいらしい。

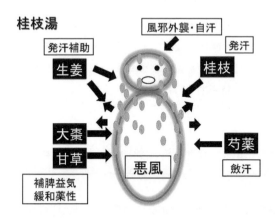

第6条　太陽病、項背強几几、反汗出悪風者、桂枝加葛根湯主之。

> 第6条　一方、太陽病のうちとくに項のこわばりがきつくてガチガチになっていて、「このぶんならゾクゾク悪寒がして汗が出ず、おそらく葛根湯がよいのか？」と思いきや、そうではなくて、汗をかきつつ「風に当たるとゾワゾワと寒気がするな」というような場合には、桂枝加葛根湯がよい。

　桂枝湯がよさそうな場合で、もし頸がガチガチに凝っていれば、それに葛根という生薬を1味だけ足した桂枝加葛根湯を投与すればよいのだ。
　これから単純に、「ああ、ガチガチの肩こりには葛根がいいんだな」とか、「だから、かの有名な葛根湯は風邪だけじゃなくて肩こりにもよいのか」などと思える。葛根について、実際の臨床にはこの程度の理解でいいと思う。
　桂枝加葛根湯エキス製剤を保険適用で販売しているメーカーは、私の知る限りでは東洋薬行しかない。もっとも、桂枝湯だってコタロー、ツムラくらいからしか出ていないようだ。理由は不明だが、やはり桂枝湯は少量の生薬からなるエキ

スではなく、煎じ薬として大量に用いないと効かないからなのか…。ちなみに葛根湯は全メーカーが出しているのではないだろうかというくらいよく目にする。

桂枝三両去皮、芍薬三両、甘草二両炙、生姜三両切、大棗十二枚擘、葛根四両。右六味、以水一斗、先煮葛根、減二升、去上沫、内諸薬、煮取三升、去滓、温服一升。

> （桂枝加葛根湯の作り方）
> 　皮を取り除いた桂枝を3両、芍薬を3両、炙っておいた甘草を2両、切片にしておいた生姜を3両、大棗12個を引き千切っておいたもの、葛根を4両、以上6味を用意する。まず葛根を1斗（註：液体の単位で、10升のこと）の水で煮る。2升減って8升になるまで煮詰まったら、浮いてきた泡を取り除き、残りの薬を入れる。さらに3升になるまで煮詰めたら、カスを取り除き、1升を温かいまま服用する。

　余談だが、ゾクゾクと悪寒がしているときに医師を受診して、桂枝湯を処方してもらい、上記のように煎じるとすれば、服用するまでに結構な時間が経ってしまう。とくに煎じている時間が長く、治す時機を逸するのではないか？　エキスを普段から備えておいて、症状が出たらすかさず飲むくらいでないと間に合わないのではないだろうか。そうすればやはりエキスのほうがよい。

　なお、太陽病で悪寒があっても汗をかいておらず、ひたすら悪寒でブルブルガタガタとやっているのは、後でいうように麻黄湯（まおうとう）がよい。筆者も経験があるが、悪寒戦慄のときは本当に寒くて奥歯がガチガチ鳴る。ウソだろう、これが麻黄湯の悪寒か、と思いながら震えたものだ。

　太陽病で悪寒があって汗をかいておらず、しかしやはり肩がキンキンに凝る場合は、葛根湯（桂枝加葛根湯＋麻黄）がよい。これにも後で触れる。

　この時点では余計な話だが、「麻黄という生薬は、汗が出ない場合に使う薬かな？」ということに気づいた人もいるであろう。実はそうなのだが、麻黄にはエフェドリンが多量に含まれ、交感神経刺激作用がある。このため、高血圧の人には若干使いにくい。麻黄を含まない葛根湯、という意味で桂枝加葛根湯は重宝す

る処方だ。

　傷寒論では、処方がこのように桂枝湯から少しずつ変化していくのだ。葛根や麻黄のように、足し引きされた生薬から、その生薬の効果効能がわかる。逆にいえば、生薬の効果効能を知っていれば、少なくとも桂枝湯から派生した傷寒論の処方については理解できるということだ。処方→生薬、生薬→処方と両面作戦で行けば、漢方薬の理解がずっと深まる。

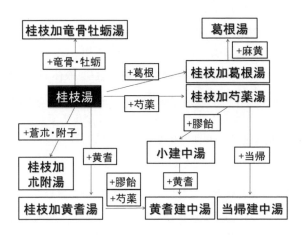

第7条　太陽病、発汗、遂漏不止、其人悪風、小便難、四肢微急、難以屈伸者、桂枝加附子湯主之。

（意訳）
第7条　太陽病の患者を発汗させたら、発汗したものの汗が漏れて止まらなくなり、尿が出にくくなり、四肢が少し痙攣し、屈伸しようとしても痛くてできなくなった、しかもまだゾワゾワと寒気がしている。こういう場合には桂枝加附子湯がよい。

　これまでは、「太陽病の患者には、桂枝湯または桂枝加葛根湯を状況に応じて飲ませ（て汗を出させ）ろ」と書いてあった。だからそうしたのだが、桂枝湯は

発汗剤であった。そうであるが故に問題発生、というのが第7条に書いてある。汗のほうが止まらなくなってしまったのだ。汗が止まらなくなったということは、桂枝湯はやはり発汗剤だということになる。ただし、第5条で検討したように、桂枝湯は汗の出すぎを抑える止汗作用ももっている。本条では、この桂枝湯の止汗ブレーキが利かずに、いわゆる衛気不足によって汗がダダ漏れになっている状況を描いている。

　汗は水だ。発汗過多で水分が不足してしまったため、尿として排出される水が減り、水が足りないから手足が痙攣し始めた。しかも悪いことに、貴重な水分を多少犠牲にしてまででもせっかく発汗させて邪を追い出そうとしたのに、まだゾワゾワの寒気は残っている。つまり発汗で吹き飛ばしたはずの邪は、まだ体表にいるということだ。全然退治できていないのである。だから別の方法で汗を止めつつも、邪をしっかり追い出さなくてはならない羽目に陥った、というのが第7条の状況説明であり、しかもその解決法として桂枝加附子湯を挙げている。

桂枝三両去皮、芍薬三両、甘草二両炙、生姜三両切、大棗十二枚擘、附子一枚炮去皮破八片。右六味、以水七升煮、取三升、去滓、温服一升。

（桂枝加附子湯の作り方）
　　桂枝〜大棗までの5味は桂枝湯と同じ。火で焙じて皮を除いた附子1個を8つに割いておいたもの。この6味を7升の水で煮る。3升になるまで煮詰めたら、カスを取り除き、1升を温かいまま服用する。

　つまり、桂枝加附子湯−桂枝湯＝附子となり、附子が①発汗過多に対する抑制と②痙攣・筋痛の改善に作用することがこの"引き算"で導き出せる。これらの作用は、現在の加工附子、つまり生の附子を加熱して減毒処理したものの作用と一致する。附子が衛気を補って、止汗ブレーキを利かせるようになるというふうに考えられる。附子は温めるから発汗薬だろう、などという現在の知識をちょっと頭の隅に追いやって、素直に傷寒論を読んでいれば、附子がここでは汗を止めてくれることに異論は出ないと思うがいかがだろうか。

　ちなみに、生の附子はいわゆるトリカブトの根であり、猛毒である。こうして

加熱処理して減毒したものが一般に用いられる。薬を多量に用いれば毒性を現すのは現代の薬理学の常識だが、普通に摂取すれば毒なのを加工して少量を薬として利用する。大昔の中国でどこからこういう知恵が湧いてきたのだろうか。試行錯誤の結果といいきるにはあまりにスゴい。

桂枝加附子湯はエキスにはない。似たものとしては桂枝加朮附湯、桂枝加苓朮附湯がある。桂枝加附子湯に白朮、茯苓＋白朮をそれぞれ加えた内容である。関節痛、神経痛によく用いられるのは、桂枝湯ベースだからである。

第8条　太陽病、下之後、脈促、胸満者、桂枝去芍薬湯主之。

（意訳）
第8条　太陽病の患者を下して後に、促脈となり、胸が苦しくなるような場合には、桂枝去芍薬湯がよい。

　太陽病の患者には、桂枝湯などを飲ませて発汗させ、邪を速やかに吹き飛ばすのが正しい。なのに、医者がたまたま診立てを誤って瀉下させてしまったか、もともと診断能力のない医者が「とにかく何でも下してしまえ」とやったのか、とにかく患者に下剤を飲ませて瀉法をかけてしまった。そうしたら第7条と同じくやはり問題発生で、促脈すなわち頻脈性の期外収縮が起こり、患者は脈が跳ぶごとに胸苦しさを感じることになったのだ。

　「下之」としか書かれていないし、これまでの条文には下す処方のことは何ひとつ書かれていないところをみると、下すというのは、発汗させたり吐かせたりするのと同じく珍しくも何ともない、当時すでに普通に行われていた治療法だと考えてよい。シンプルに考えても、体の中の邪・毒を体外に出すルートとしては、上（＝吐）・下（＝下）・横（？＝汗）の3つしかない。まさか耳や鼻の孔とか臍とかを思いつく人はいないだろう。

　太陽病だから邪は体表にあるのに、下剤で体内の下の方を一気にカラッポにしてしまったら、邪は内部へ落ち込んでいくのか？　あるいは、下方にあった「陰」が下剤によって排泄されてしまったため、下方で陰によって制御されていた「正

気」が，制御されなくなって体上部へ上がってきて，胸のあたりでバクバクしてくるのか？ …ここは後者で，こういう「気の上昇（上衝）」というのはまた追い追い出てくる。

　余談だが，桂枝＋甘草（これで桂枝甘草湯という処方になる）がこの上衝を抑えるらしい。金匱要略に出てくる桂枝加桂湯や苓桂甘棗湯など，気の上衝を抑える処方にも桂枝＋甘草は入っている。

　さて，この場合も桂枝湯を基本に考えるが，今度は桂枝湯に何か足すのではなくて，芍薬という1味を抜いた桂枝去芍薬湯を投与せよ，という指示がなされている。芍薬があると治療の邪魔になるから抜けというのだろうか。

　それでは，芍薬という生薬にはどんな作用があるのかといわれれば，ここの話だけではわからない。ただ，芍薬には気の上衝を抑えるような作用はないのだろう。先に余談とした桂枝加桂湯には芍薬が入っていて，止汗ブレーキに利くような印象があったから，芍薬は本条のような病態では「邪魔者」というより「役立たず，無用」なのであろうか。傷寒論が「無駄のない処方」を目指す本であれば，単に「あ，芍薬ね，ここでは単に要らないだけなんだよ」ということであろう。

桂枝三両去皮、甘草二両炙、生姜三両切、大棗十二枚擘。右四味、以水七升煮、取三升、去滓、温服一升。

> （桂枝去芍薬湯の作り方）
> 　桂枝を3両用意して樹皮を取り除いておく。甘草は2両で，これは炙っておく。生姜は3両用意して切片にしておく。大棗は12個を引き千切っておく。以上4味を水7升に入れて煮込む。3升になるまで煮詰まったら，カスを取り除き，1升を温かいまま服用する。

第9条　服桂枝湯、或下之後、仍頭項強痛、翕翕発熱、無汗、心下満微痛、小便不利者、桂枝去桂枝加白朮茯苓湯主之。

（意訳）

> 第9条　太陽病の患者を、第7条のように発汗させようと桂枝湯を飲ませたり、第8条のように下剤で下したりした後でも、なお頭項強痛し、パーッと熱が上がっているが、しかし汗はなく、心下部が膨満して少し痛み、尿は出ない。こういう場合は、桂枝去桂枝加白朮茯苓湯（けいしきょけいしかびゃくじゅつぶくりょうとう）がよい。

　太陽病の患者を、発汗させても下しても、まだ頭項強痛、翕（きゅう）発熱がある…これらはもうおなじみのタームであろうが、依然として桂枝湯証と同じ症状が続いているケースである。第4条のように桂枝湯を投与すればよさそうなのだが、桂枝湯証が「汗出」であるのに対しここでは桂枝湯証と違って「無汗」である。悪寒については書かれていないので、ないものと考えてみる。
　桂枝湯を飲ませて発汗させようとしたが、あにはからんや、汗が出ないというのだ。発汗後に尿が出ないのは第7条に似ている。しかし第7条は汗が出すぎて津液（水）が枯渇したために、いわば自然に尿量が減ってしまったものと考えられるのに対し、第9条では少なくとも今は発汗がないので、津液はほぼ無傷で残っているだろうから、それでも尿が出ないというのは不自然なのだ。津液はどこへ行ったのだろう？
　そう考えながらよくみると、心下部が膨満している。ははあ、汗にも尿にもならずに体内から出てこない水は、ここに溜まっているんだなと考える。胃内停水である。桂枝去桂枝加白朮茯苓湯（芍薬・甘草・大棗・生姜・白朮・茯苓）がこういう状況を改善するらしい。ちなみに宋板では「桂枝去桂加白朮茯苓湯（けいしきょけいかびゃくじゅつぶくりょうとう）」となっている。以下、本書でもこれに従う。

芍薬三両、甘草二両炙、生姜三両切、大棗十二枚擘、白朮三両、茯苓三両。　右六味、以水七升煮、取三升、去滓、温服一升。

> （桂枝去桂加白朮茯苓湯の作り方）
> 　芍薬を3両。甘草は2両で、これは炙っておく。生姜は3両用意して切片にしておく。大棗は12個を引き千切っておく。白朮は3両、茯苓も3両。以上6味を水7升に入れて煮込む。3升にまで煮詰まったら、カスを取り

除き、1 升を温かいまま服用する。

　何だかずっとみてくると、煎じる水の量が結構アバウトな気がするが、まあ誤差範囲なのだろうか。また、先ほどの葛根だけ先に煎じるとか、煎じる順番には意味があるようだが、ここでこういうことを論じても仕方がない。
　桂枝去桂加白朮茯苓湯は桂枝湯から桂枝が抜けた形になっているが、これも桂枝去芍薬湯のときと同様に、桂枝が不要だからと考えてよいだろう。
　桂枝湯から芍薬を抜くのはわかるにしても、桂枝を抜くというのはメインの生薬を抜くわけだから、あんこが入っていないあんパンのようなものか、パンで包まれていないあんこだけのあんパンか。もはやそれは桂枝の名を冠するに値しない処方になるはずだ。ということは、桂枝去桂加白朮茯苓湯はもともと「桂枝湯－桂枝＋白朮＋茯苓」という考えで作られたものではないのだろう。
　白朮＋茯苓は、いわゆる利水剤と呼ばれる処方によくみられる配合だ。
　ところで、前々から不思議だったのだが、漢方の学習をいきなり 5 味の桂枝湯から始めるのはおかしい。いくら漢方処方の「衆方の祖」が桂枝湯といわれても、漢方史上で処方がいきなり 5 味というとてつもない複雑な数から始まったはずはない。もともと単味から始まり、2 味→ 3 味…と増えていったと考えるのが自然だろう。
　まあ、傷寒論は、長い医学の歴史の途中で出てきた本で、傷寒論から医学が始まったのではない、傷寒論は通過点だ。桂枝湯だって、この 5 味の組み合わせそのものは傷寒論オリジナル処方ではなく、傷寒論が書かれる以前から知られていたのかもしれない。あるいは別の名前で呼ばれていたのが、傷寒論に載せるにあたって桂枝湯という名前を付けられたのかもしれない。
　そうすると、「桂枝去桂加白朮茯苓湯」という名の処方も、傷寒論処方には無駄がないという前提に立てば、芍薬＋甘草とか茯苓＋白朮とかいう組み合わせが先に知られていて、それらをさらに組み合わせたらこうなった、というだけのものだろう。それを、後から傷寒論に取り入れたのだろう。あくまで桂枝湯を基準にしたら「桂枝湯－桂枝＋白朮＋茯苓」にみえるというだけかもしれない。
　連想・空想は尽きないが、これもまあ、実際の臨床ではどうでもいいことだ。

ここで取り上げた処方のほとんどはエキス製剤にもないし、この辺で妄想は止めておく。

　どうも逐条解説のようになってきて、若干くどくなってしまったが、筆者の狙いはあくまでも傷寒論のエキスを届けることだ。傷寒論に出てくるエキスではなく、傷寒論そのもののエッセンスを、という意味だ。傷寒論の表面を撫でるだけならくだらないし、混沌とした実の部分にあまりに深く分け入っても実臨床では無意味だ。りんごやぶどうと同じように、皮と実の間に旨味があるのだ。

第10条　服桂枝湯、不汗出後、大煩渇不解、脈洪大者、白虎加人参湯主之。

　さて、本条には実はちょっと大変な問題がある。実は本条は、他のメジャーなバージョンの傷寒論（例えば宋板）では、

（宋板第26条）服桂枝湯、<u>大汗出</u>後、大煩渇不解、脈洪大者、白虎加人参湯主之。
白虎加人参湯方
知母六両、石膏一斤（砕、綿裏）、甘草二両（炙）、粳米六合、人参三両。右五味、以水一斗、煮米熟、湯成、去滓。温服一升、日三服。

> （白虎加人参湯（びゃっこかにんじんとう）の作り方）
> 　知母を6両、石膏1斤を砕(ち)いて綿でくるんだもの、炙っておいた甘草を2両、粳米を6合、人参を2両、以上5味を用意する。1斗の水に入れて煮る。米が蒸しあがってスープができあがったら、カスを取り除いて、1升を温かいまま服用する。1日3回服用する。

となっている。康治本の「<u>不汗出</u>（汗が出ない）」に対して「<u>大汗出</u>（汗がたくさん出た）」と、真逆の現象が書かれているのだ。「不」と「大」とは字が似ている（？）から、どちらかの筆写間違いだろうか？　いや、まさかそんなことが…。実は、傷寒論には字の間違いや欠落、誤挿入などは結構あるらしいのだが、ここもそうなのだろうか。

> （意訳）
> 第10条　患者が桂枝湯を服用したところ、汗が出ない（or たくさん出た）。その後に大変口渇が激しくなって、病は全然治らない。脈は洪で大になっている。こういう場合には白虎加人参湯がよい。

　普通に漢方や中医学を習っていると、「白虎加人参湯証は、大汗・大渇・大脈・大熱の"4大証"があるんだよ」と教えられる。
　「大煩渇」＝激しい口渇というのは、津液（水）の異常である。前条の桂枝去桂枝加白朮茯苓湯のところでも触れたように、水が巡らずにどこかに偏在しているために口が渇くこともあるが、「大煩渇」までにはならないだろう。したがってここでは「水が全然足りないためにメチャクチャ喉が乾くようになった」と考えるのが自然である。ではなぜ水が足りなくなったのか？
　ところで「脈洪大（みゃくこうだい）」というのは、たぶん「洪」が問題となろう。これは、浜に立っていて、大波が押し寄せるような大きな脈が来たかと思えば、大波がサーッと返っていくと虚脱してしまうような、そんな脈の形容である。熱が内部（裏）にあって勢いが強いことを示すらしい。熱についての記載は本条にはないが、裏に熱があるために水が蒸発（？）して不足しているため、口渇が激しいのではないか。その水は、汗か尿か大便のいずれか（あるいは鼻汁、涙…）で体外に出てくるはずである。体内で消えてしまうというのはおかしい。したがって、ここではやはり発汗剤の桂枝湯も飲んでいることだし、汗は出て、結果的に大汗となったんだろう。上の「なぜ水が足りなくなったか」の答は「大汗による」になるだろう。
　つまり、筆者は「大汗出（汗がたくさん出た）」のほうが自然だと思う。正しいかどうかは断じないことにする。読者からの賛成・反対の反響が変にあってもメンドクサイので、逃げる（！）のだ。
　余談だが、普通、われわれのノドが乾いて何か飲みたくなるのは、水分が足りないときだが、五苓散（ごれいさん）証（後述）のような水の偏在による口渇が存在するというのは、筆者は漢方の勉強を始めるまで知らなかった。
　白虎加人参湯は初登場だが、そのレシピが書かれていない。構成は石膏、知母、

粳米、甘草、人参である。石膏、知母が裏の熱を冷まし、粳米、人参そして石膏が乾いた体を潤す。実はレシピは第42条に書かれていて、つまり第42条こそが白虎加人参湯のちゃんとした適応証（陽明病）の解説であるということだから、そこでまた触れる。

　ちょっと待て、裏熱とは何ぞや。前条まで表寒には桂枝湯という話と、その延長線上の話をしてきたのに…。本条では、「桂枝湯証（表寒）に似て白虎加人参湯証（裏熱）が紛れ込むこともあって間違えやすいから注意しなさい」というくらいの意味と取っておけばよい。だから第42条で再度、今度はじっくりとレシピ付きで、述べられるということだ。

第11条　傷寒、脈浮、自汗出、小便数、心煩、微悪寒、脚攣急。反服桂枝湯。得之便厥、咽中乾、煩躁吐逆者、与甘草乾姜湯、以復其陽。若厥愈者、与芍薬甘草湯、以其脚伸。若胃気不和、譫語者、与調胃承気湯。若重発汗者、四逆湯主之。

> （意訳）
> 第11条　傷寒で、脈が浮で、汗が漏れ出ていて、頻尿で、胸が苦しく、微かに悪寒がし、脚が引き攣れを起こしている患者に、誤って桂枝湯を飲ませてしまった。すぐに手足が冷たくなり、喉が渇き、胸が激しく苦しみ、嘔吐する場合には、甘草乾姜湯を与えるとよく、これで陽気が回復する。甘草乾姜湯で手足の冷たさが改善した場合には、芍薬甘草湯を与えるのがよい。それによって筋の引き攣れが治り、脚を伸ばせるようになる。桂枝湯を飲ませて、胃腸の機能が具合悪くなり、便秘してうわごとをいうようになった場合には、調胃承気湯を与えるのがよい。桂枝湯を飲ませて、さらに発汗してしまったような場合には、四逆湯がよい。

　傷寒で、脈が浮で、自然に汗が出て、微かに悪寒がし…であれば桂枝湯で治療できそうだが、頻尿、胸苦しさ、脚の引き攣れがあるので、まず津液（水）が不足しているようだから、桂枝湯で発汗させるのは誤りだ。しかし、飲ませてしま

った…。そうすると、これは誤治だから、困った症状が出てくるのだ。しかしそういうことはすでに想定内であり、症状別に対策を立ててあるのがこの条だ。

桂枝湯→甘草乾姜湯の場合：桂枝湯で陽を発してしまい、体が末端から冷えてきたのである。だから温める作用の強い乾姜を用いて、陽を回復させている。ここで冷えが改善し、脚がまだ引き攣れているので、芍薬甘草湯を投与する。芍薬で筋を潤し痙攣を止める。

桂枝湯→調胃承気湯の場合：桂枝湯で発汗してしまい、水が不足して便秘になり、意識障害まで出てきて、これではもはや太陽病ではなく「陽明病」の段階へ至ってしまっている。陽明病は後で触れるが、便秘になったらこれを下す。ここでは調胃承気湯で下して乗り切る。

桂枝湯→四逆湯の場合：桂枝湯でさらに発汗してしまい、陽も発して逃げて行ってしまい、このままだと陰（水）も陽（気）もなくなって死んでしまう。急いで回復させなければならないので、甘草乾姜湯に附子を加えた内容の四逆湯を与えるのだ。

桂枝湯というのは、表に取り付いた寒邪を、汗で吹き飛ばす。車のボディについた汚れをコンパウンドで塗装ごと薄く削り落とすような治療法でもあり、多少身を削って邪を取り除くのである。その「多少」の具合により、身が切れてしまうこともあるのだ。

甘草四両炙、乾姜三両。右二味、以水三升煮、取一升二合、去滓、分温再服。

> （甘草乾姜湯の作り方）
> 　甘草を4両用意して、炙っておく。乾姜は3両用意しておく。この2味を3升の水で煮る。1升2合になるまで煮詰めたら、カスを取り除き、2分割し、それぞれ温めて服用する。

芍薬三両、甘草三両炙。右二味、以水五升煮、取一升五合、去滓、分温三服。

> （芍薬甘草湯の作り方）
> 　芍薬を3両用意しておく。甘草を3両用意して、炙っておく。この2味

を 5 升の水で煮る。1 升 5 合になるまで煮詰めたら、カスを取り除き、3 分割し、それぞれ温めて服用する。

なお、調胃承気湯（大黄・芒硝・甘草）、四逆湯（乾姜・附子・甘草）のレシピはそれぞれ第 23 条、第 62 条に記載されている。先の白虎加人参湯と同じく、本条はこれらの処方の正証ではないということだ。傷寒論（康治本）には本当に無駄な記載がない。コンパクトに必要十分な文字数で書かれた書物なのだろう。余談だが、傷寒論は木簡か布などに書かれたものだと筆者はずっと思っていたが、松岡尚則氏のご指摘によると、傷寒論の書かれた時代にはすでに紙があったそうだ。しかしやはり紙は貴重だったであろうから、傷寒論が余計なことを書かずコンパクトになったのは理解できる。

第 12 条　太陽病、項背強几几、無汗悪風者、葛根湯主之。

（意訳）
第 12 条　太陽病のうちとくに項のこわばりがきつくてガチガチになっていて、汗はかいておらず、「風に当たるとゾワゾワと寒気がするな」というような場合には、葛根湯がよい。

葛根四両、麻黄三両去節、桂枝二両去皮、芍薬二両、甘草二両炙、生姜三両切、大棗十二枚劈。右七味、以水一斗、先煮葛根麻黄、減二升、去白沫、内諸薬、煮取三升、去滓、温服一升。

（葛根湯の作り方）
　葛根 4 両、節を除去した麻黄を 3 両、皮を除去した桂枝を 2 両、芍薬を 2 両、炙っておいた甘草を 2 両、切片にしておいた生姜を 3 両、大棗 12 個を引き千切っておいたもの、以上 7 味を用意する。1 斗の水に、まず葛根、麻黄を入れて煮る。2 升が減って 8 升になるまで煮込んだら、浮かんだ白い

泡を取り除く。次いで残りの薬を入れ、3升になるまで煮詰まったら、カスを取り除いて、1升を温かいまま服用する。

　記憶力のよい方なら、すぐに第6条「太陽病、項背強几几、反汗出悪風者、桂枝加葛根湯主之」を思い出すだろう。第12条との違いは、「無汗・葛根湯」と「汗出・桂枝加葛根湯」の部分だけで、「太陽病・項背強几几・悪風」は共通である。
　第4条で触れた通り、太陽病で悪寒があって汗をかいているものは、桂枝湯で対処すべきだ。桂枝湯がよさそうな場合で、もし頸がガチガチに凝っていれば、それに葛根という生薬を1味だけ足した桂枝加葛根湯を投与すればよかった（これが第6条）。ところが、一転「無汗」となると、葛根湯がよい（本条）のだそうだ。
　ここでは生薬構成（順不同）をみてみると、この辺の事情がいっぺんにわかると思う。

桂枝湯	桂枝3両	芍薬3両	大棗12枚	生姜3両	甘草2両
桂枝加葛根湯	桂枝3両	芍薬3両	大棗12枚	生姜3両	甘草2両
	葛根4両				
葛根湯	桂枝2両	芍薬2両	大棗12枚	生姜3両	甘草2両
	葛根4両	麻黄3両			

　これからすると、桂枝湯が適する症状があってさらに「項背強几几」があるのを治すのが桂枝加葛根湯で、葛根という生薬が「項背強几几」に効くことがわかる。それにプラスしてさらに「汗出」のところが「無汗」になっているのを治すのが葛根湯という処方で、すなわち発汗させるのが麻黄という生薬、というわけだ。
　さらっと書いたが、実は桂枝に加えてこの麻黄が入るところが、太陽病でも「有汗」タイプと「無汗」タイプの違いであり、傷寒論では「太陽病〜有汗〜中

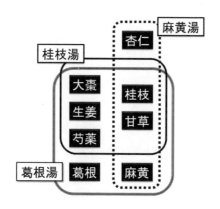

風〜桂枝湯」、「太陽病〜無汗〜傷寒〜麻黄湯」というラインができあがっている。麻黄湯（麻黄・桂枝・杏仁・甘草）は後に触れるが、麻黄＋桂枝という組み合わせは、どちらか単独の場合と比較して、相乗的に非常に強力な発汗作用を発揮する。葛根湯にも小青竜湯（後述）にもこの組み合わせがみられる。

このように、相乗的に作用する生薬のペアを薬対といい、既出のものでいえば、芍薬＋甘草（痙攣を抑える）や乾姜＋附子（強力に温める）などが他のいろいろな処方にも組み込まれているのである。ちなみに、桂枝湯にみられる「桂枝＋芍薬」は、桂枝で発汗し芍薬がそれにブレーキをかける薬対とされている。

第13条　太陽与陽明合病者、必自下利、葛根湯主之。

（意訳）
第13条　太陽病と陽明病の合病では、必ず自然に下痢するものだ。このような場合には、葛根湯がよい。

「陽明病」という単語が出てくるのはここが初めてで、しかも何の定義もなしに、いきなりだ。陽明病とは、詳しくは後述（第42条）するが、第10・11条でも触れた通り、熱が激しくて水を失って便秘しているような状態のことである。太陽病は脈浮、頭項強痛、而悪寒であった（第1条）。

さてここで「合病」という耳慣れない単語もいきなり出てきた。この条文は、素で読めばちんぷんかんぷんだろう。では、合病とは何だろうか。
　漢方では「合病」ともうひとつ「併病」というものの区別が、難しいけれどもとっても大事だとされている。この両者の定義がたびたび論争を呼ぶ。難しいし、最初のうちは分けて理解しなくても臨床上は足りると思うのだが、一応大方の人々が認めている定義を大雑把に紹介しておく。

①合病
　太陽病と陽明病のように、病が2つ以上のステージにまたがって、しかも同時に発症するものをいう。

②併病
　太陽病と陽明病のように、2つ以上のステージにまたがってはいるものの、合病と違って同時発症ではなく、発症に時間差があるものをいうらしい。なお、2つ以上のステージに「同時に」はまたがらずに、太陽病→陽明病→…のように順次「移行」していくものはただの傷寒である。

　さて、「自下痢」とは、「自」だから、瀉下剤を投与された結果ではない。何もしないのに下痢しているのだ。ところで、ここでは太陽病と陽明病の合病だから、2つの病の症候が同時に起こって並存しているということになるが、太陽病で「自下痢」という話はこれまでの条文にはなかった。また、便秘するはず（第12条 調胃承気湯のところを参照）の陽明病で「自下痢」とは何ごとだろう。要するに、自下痢は太陽病独特の症状ではないし、陽明病のそれでもない。合病になって初めて出てくる症状なのだ。たぶん康治本の編者は、太陽病にも陽明病にも属さないのに自下痢を必発するこのような病を、どのステージに分類するかで悩んだ挙句、合病に入れるということで解決したのではないか。
　さて、この患者は発汗する代わりに、自下痢という「自動的邪排出機序」が作動しているのかもしれない。そこに葛根湯で発汗させるのは、邪を表から追い出すのだという説があるが、せっかく下痢で追い出しているのに、そんな必要があるのか？　むしろそのまま下痢させておけば自然治癒するのでは？
　本条の本当の意味は現時点で私にはよくわからない。しかし実際の臨床でも、感冒にかかって下痢をする人が時々みられ、葛根湯で改善する。

第14条　太陽与陽明合病、不下利但嘔者、葛根加半夏湯主之。

> （意訳）
> 第14条　太陽病と陽明病の合病では、本来必ず自然に下痢するものだが、下痢せずにただ嘔吐するだけのような場合には、葛根加半夏湯がよい。

　太陽と陽明との合病では下痢必発のはずだったのに、下痢ではなくて吐く患者もいるというのである。そもそも、自下痢するものを太陽＋陽明の合病と定義した（第13条）のだったら、自下痢しないものはもはや太陽＋陽明の合病とはいえないはずでは？　…しかし、確かにこういう患者はいるのだ。何ごとにも例外はつきものだが、太陽＋陽明の合病にもやはり例外があるのだ。そういうときには、葛根湯に半夏を加えた形である葛根加半夏湯がよいとのことだ。

葛根四両、麻黄三両去節、桂枝二両去皮、芍薬二両、甘草二両炙、大棗十二枚擘、生姜三両切、半夏半升洗。右八味、以水一斗、先煮葛根麻黄、減二升、去白沫、内諸薬、煮取三升、去滓、温服一升。

> （葛根加半夏湯の作り方）
> 　葛根4両、節を除去した麻黄を3両、皮を除去した桂枝を2両、芍薬を2両、炙っておいた甘草を2両、大棗12個を引き千切っておいたもの、切片にしておいた生姜を3両、洗っておいた半夏を半升、以上8味を用意する。1斗の水に、まず葛根、麻黄を入れて煮る。2升が減って8升になるまで煮込んだら、浮かんだ白い泡を取り除く。次いで残りの薬を入れ、3升になるまで煮詰まったら、カスを取り除いて、1升を温かいまま服用する。

　つまり追加した半夏が嘔吐の治療によいということにつながるのだが、ちょっと待て。自下痢（第13条）しないとなると、邪の追い出し方法は発汗か吐出か瀉下か（汗吐下）になるから、半夏で嘔吐を止めるのはかえってまずいんじゃないか？　あるいは、嘔吐を半夏で止めておいて、葛根湯による発汗のみに賭けているのだろうか？　何か釈然としない。

第 1 部　傷寒論

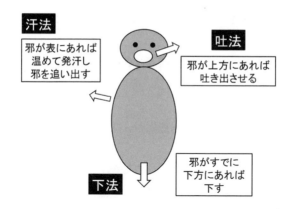

　第 13・14 条は、結局何だかよくわからないが、いずれの病態にも実際に臨床をやっていると遭遇するものである。康治本は、やはり太陽病・陽明病…のいずれにも属しきれないような病態を「合病」として拾い上げて、その治療法を提示したのかな、と考えれば少し納得はいく。
　合病は、後で第 40・47 条でそれぞれ太陽＋少陽、太陽＋陽明＋少陽として出てくるから、そこでも考えてみることにしよう。

　これまでに紹介した 14 の条のうち、3 つに怪しい点があった。このように、傷寒論には「？」と思われる点、整合性が取りにくい点などがある。ほじくりだすときりがないので、いかに臨床に役立てるか、という一点に絞って話を続けていきたい。

第 15 条　太陽病、頭痛、発熱、身疼腰痛、骨節疼痛、悪風無汗、而喘者、麻黄湯主之。

（意訳）
　第 15 条　太陽病で、頭痛があり発熱し、身体の筋肉・腰がうずいて痛み、関節が痛み、ぞわぞわと寒気がして、しかも汗は出ず、その上、胸がゼイゼイとあえぐ。こういう場合には麻黄湯がよい。

この条文は、過去に出てきたいくつかの条文と照合するとよく理解できる。

第2条　太陽病、発熱汗出悪風、脈緩者、名為中風。
第3条　太陽病、或已発熱、或未発熱、必悪寒体痛、嘔逆、脈陰陽俱緊者、名曰傷寒。
第5条　太陽病、頭痛、発熱、汗出悪風者、桂枝湯主之。

これをみると、はじめの「太陽病、頭痛発熱」が第5条（桂枝湯）と共通で、その後に汗が出て悪風がするのが桂枝湯証、悪風するけれども汗が出ないのが本条の麻黄湯証というわけだ。つまり本条と第5条とは対になっているのである。

麻黄三両去節、桂枝二両去皮、甘草二両炙、杏仁七十箇去皮尖。右四味、以水九升、先煮麻黄、減二升、去上沫、内諸薬、煮取二升半、去滓、温服八合。

> （麻黄湯の作り方）
> 　節を除去した麻黄を3両、皮を除去した桂枝を2両、炙っておいた甘草を2両、皮と尖端を除去しておいた杏仁（きょうにん）を70個、以上4味を用意する。9升の水に、まず麻黄を入れて煮る。2升が減って7升になるまで煮込んだら、浮かんだ泡を取り除く。次いで残りの薬を入れ、2.5升になるまで煮詰まったら、カスを取り除いて、8合を温かいまま服用する。

麻黄湯証では、身体中の筋肉や関節が痛む。これは第3条にあった傷寒の「悪寒体痛」と非常に似ている。つまり臨床症状で分けると、

処方	症状	脈	病名	構成生薬
桂枝湯	頭痛・発熱・汗出・悪風	浮緩	中風	桂枝・芍薬・大棗・生姜・甘草
麻黄湯	頭痛・発熱・無汗・悪風・体痛	浮	?	麻黄・桂枝・甘草・杏仁

ということになる。悪風は悪寒の軽いものだという説もあるが、さてどうだろ

う．悪風と悪寒との違いが実は康治本では重要なのだが，初学者はどちらも「寒気」として捉えておいても，この段階ではまだ十分だと思う．

　上では，桂枝湯も麻黄湯も同じ悪風に用いられるが，麻黄湯証の患者はガタガタ震えるような寒気を訴え，一方の桂枝湯証の患者はさほど寒気を訴えないから，両者の寒気には明らかに差があるというのは，実際の臨床をやっていれば誰でも経験して知っているはずだ．

　ところで，麻黄湯証は桂枝湯証よりもタチが悪い．第5条（桂枝湯）でも第15条（麻黄湯）でも「悪風」なのだが，片や自汗出（桂枝湯），片や無汗（麻黄湯）なのだ．一般には，

　①桂枝湯証＝自汗＝脈浮緩＝中風
　②麻黄湯証＝無汗＝脈浮緊＝傷寒

といわれている．しかしこういう表現は康治本には書いていない．だから上の表では脈には「浮」とだけ書いておいた．なぜなら太陽病は脈浮だった（第1条）から．病名についても，康治本には書いていないので表では「？」とした．

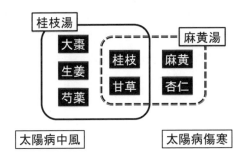

　ところで宋板（趙開美本）には，

（宋板第16 弁可発汗病脈証并治）太陽病…脈浮弱者、当以汗解、宜桂枝湯。
（同）脈浮而緊…緊則為寒…寒則傷栄…可発其汗、宜麻黄湯。

という表現が出てくるし，①，②となるのだろう．こう捉えておいても臨床では

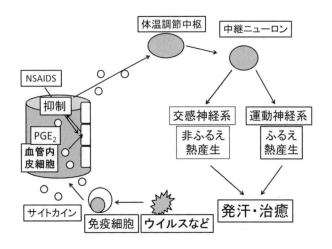

矛盾しない。

　麻黄湯の適する患者は、現在でいえばインフルエンザや気管支喘息、気管支炎などで、とくに体温が急上昇するときに上記のような症状を呈する。このときに熱産生機序として「筋ふるえ熱産生」が起こっているので、全身の骨格筋が震える。これが悪寒だ。これを漢方では「寒邪が患者の体表に取り付いている」というふうに捉えた。体表にある邪を、わざわざ裏に引き込んで吐かせたり下したりするのではなく、表面にあるから表に出せばよいとも考えた。すなわち発汗という最も合理的な方法にて吹き飛ばすことにしたのだ。これには経験的に麻黄＋桂枝という組み合わせがよく、これが前に指摘した「薬対」（薬のペア）の代表例である。葛根湯にもあった。これが上図の非ふるえ熱産生を促進するのだろう。

　よく患者さんは「節々が痛い」というが、まさにこれが麻黄湯を用いるサインである。こういう患者は咳をするし、ゼイゼイと喘鳴を伴う。これが上でいう「喘」である。実際は気道の狭窄と痰によるものだが、傷寒論の頃は熱と水の合わさった症状と考えられたようである。ここに杏仁が作用する。以前は現代医学でも「杏仁水」が咳止めとして用いられていたくらいである。もちろん、エフェドリンという明らかな鎮咳去痰作用をもつ物質を配合する麻黄も、杏仁とともに作用する。というより、杏仁が麻黄の作用を補佐するのである。これは「麻黄」湯だから、麻黄が主薬なのだ。ここでは麻黄＋杏仁が鎮咳去痰止喘の薬対である。

第 1 部　傷寒論

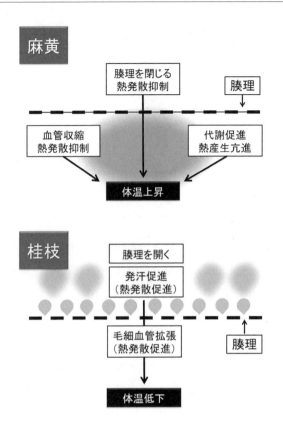

　ところで麻黄湯には桂枝湯や葛根湯のように、胃腸を保護する生姜・大棗が入っていない。麻黄湯がおそらく胃腸障害を起さないからか、胃腸障害を起こすまでダラダラと服用させないからであろう。だいたい麻黄湯は 1～2 服で感冒などを「仕留める」ものだ。胃腸を壊すかどうか心配している間に治してしまえということだろうか。まあ甘草が配合されているから十分なのだろう。

（補）桂麻各半湯

　さて、この処方は康治本にはないが、宋板には出てくる、現在でも頻用処方のひとつであるので、このあたりで触れておきたい。

（宋板第 23 条）太陽病、得之八九日、如瘧状、発熱悪寒、熱多寒少、其人不嘔、

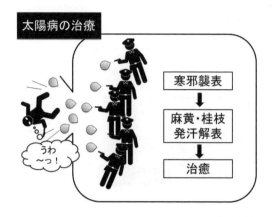

清便欲自可、一日二三度発。脈微緩者、為欲愈也。脈微而悪寒者、此陰陽倶虚、不可更発汗、更下、更吐也。面色反有熱色者、未欲解也、以其不能得小汗出、身必痒、宜桂枝麻黄各半湯。

(意訳)
宋板第23条　太陽病にかかって8~9日になり、マラリアのように発熱悪寒がして、熱があるほうが多く悪寒がすることが少ない。嘔吐はなく便も正常で日に2、3行ある。これで脈が弱くて緩の場合は、治癒しようとしている。脈が弱くて悪寒がする場合は体の外も内も虚しているのだから、発汗、瀉下、吐出を再度させてはいけない。顔色をみてまだ熱がある場合は、まだ治る気配がない。だから、汗も少しも出ないし、体にかゆみが必発である。こういう場合には桂枝麻黄各半湯（桂麻各半湯）がよい。

桂枝麻黄各半湯方
桂枝一両十六銖（去皮）、芍薬、生姜（切）、甘草（炙）、麻黄（去節）各一両、大棗四枚（擘）、杏仁二十四枚（湯浸、去皮尖及両仁者）。右七味、以水五升、先煮麻黄一二沸、去上沫、内諸薬、煮取一升八合、去滓。温服六合。本云桂枝湯三合、麻黄湯三合、併為六合、頓服。将息如上法。

(桂枝麻黄各半湯の作り方)

皮を除去した桂枝を 1 両 16 銖、芍薬、切片にした生姜、炙っておいた甘草、節を除去した麻黄を各 1 両、引き千切っておいた大棗を 4 個、湯に浸して皮と尖端を除去しておいた杏仁を 24 個、以上 7 味を用意する。5 升の水に、まず麻黄を入れて 1〜2 回沸騰させる。浮かんだ泡を取り除き、他の薬を入れて 1 升 8 合になるまで煮詰まったら、カスを取り除いて、6 合を温かいまま服用する。もともと、桂枝湯 3 合、麻黄湯 3 合を併せて 6 合とし、頓服するものだった。後は先の指示*に倣って養生すること。
*宋板第 12 条の「桂枝湯」のところに、「服薬後は、熱い粥を啜って、布団をかぶってしばらくじっとして発汗せよ、ただし発汗させすぎないこと」などの指示の他、追加服用についての指示、飲食についての注意書きなどがある。

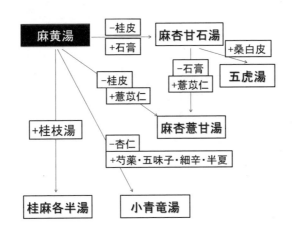

第 16 条　太陽中風、脈浮緊、発熱悪寒、身疼痛、不汗出、而煩躁者、青竜湯主之。

（意訳）
　第 16 条　太陽の中風で、脈は浮緊、発熱悪寒し、身体疼痛し、汗が出ずに、

胸が激しく苦しむ。こういう場合には青竜湯(せいりゅうとう)がよい。

　この条文で、「〜不汗出」までは、前条の麻黄湯証とそっくりだ。
　しかし、中風で脈緩（第2条）、傷寒で脈緊（第3条）だったはずだが、本条で「中風で脈浮緊」というのはどうなのか、第15条で「発熱悪風」だったのが本条で「発熱悪寒」になっているのはどうなのか、また、これまでにも気になった方もいるかもしれないが、「不汗出」と「無汗」とはどう違うのか？

麻黄六両去節、桂枝二両去皮、甘草二両炙、杏仁四十箇去皮尖、生姜三両切、大棗十二枚擘、石膏如鶏子大砕。右七味、以水九升先煮麻黄、減二升、去上沫、内諸薬煮、取三升、去滓、温服一升。

（青竜湯の作り方）
　節を除去した麻黄を6両、皮を除去した桂枝を2両、炙っておいた甘草を2両、皮と尖端を除去した杏仁を40個、切片にしておいた生姜を3両、大棗12個を引き千切っておいたもの、鶏卵大の石膏を砕いておいたもの。以上7味を用意する。9升の水に、まず麻黄を入れて煮る。2升が減って7升になるまで煮込んだら、浮かんだ泡を取り除く。次いで残りの薬を入れ、3升になるまで煮詰まったら、カスを取り除いて、1升を温かいまま服用する。

処方	症状	脈	病名	構成生薬
麻黄湯（前条）	太陽病、頭痛発熱、身疼腰痛、骨節疼痛、悪風無汗、而喘	浮（緊）	？	麻黄3両・桂枝2両・甘草2両・杏仁70個
青竜湯（本条）	太陽中風、発熱悪寒、身疼痛、不汗出、而煩躁（本条）	浮緊	中風	麻黄6両、桂枝2両、甘草2両、杏仁40個、生姜3両、大棗12枚、石膏鶏卵大

青竜湯と麻黄湯で違うのは、症状面で麻黄湯が「喘」、青竜湯が「煩躁(はんそう)」であるところだ。構成生薬では麻黄が青竜湯では麻黄湯の倍も入り、杏仁は逆に約半分、プラス石膏・大棗・生姜となっている点だ。

麻黄湯にみられた「無汗」は、発汗剤を投与する前の自然な状態では汗をかいていないということなので、発汗剤である麻黄湯を投与すれば、発汗して治る。ところが、麻黄湯証にみえて発汗をかけても、なおそれでも汗が出ないのが「不汗出」である。青竜湯証のほうがタチが悪いのである。それでも体は発汗機転を作動させようと、必死に筋ふるえを起こすから、寒気（悪寒）は麻黄湯証（悪風）よりもひどいのだ。

けれども青竜湯証は「中風」なのだという。ちょっと変だ。43頁では、「桂枝湯証＝自汗＝脈浮緩＝中風、麻黄湯証＝無汗＝脈浮緊＝傷寒」だった。なのになぜ、麻黄湯証よりひどい青竜湯証が中風なのか。私自身よくわからないが、「康治本傷寒論の研究」（長沢元夫著、健友館）では次のような説明がなされている。

①太陽病で、体の背側を進むもの＝《傷寒系列》
　　桂枝湯→桂枝加葛根湯→葛根湯→葛根湯（合病）
②太陽病で、体の腹側を進むもの＝《中風系列》
　　桂枝湯→麻黄湯→青竜湯

これだと、中風、傷寒という語の意味がよくつながる。しかし、実際の臨床ではこのあたりまで掘り下げる必要もないと思うのである。

以上で、「不汗出」と「無汗」、「悪風」と「悪寒」の違いは理解可能になっただろうか。青竜湯は、麻黄湯に比べて「ダブル麻黄」プラス桂枝でガンガン発汗をかけるとともに、大量の石膏で白虎加人参湯（第10条）にもあったように、内部の熱を冷ますのだ。こんなに石膏を用いると胃腸を傷めるのだろう、そこで大棗・生姜を加えてあるのだろうか。

ところで、青竜湯という名の処方は、現在にはない。あるのは、宋板（趙開美本）や康本平の大青竜湯と小青竜湯である。構成生薬からみると、康治本の青竜湯は、宋板第38条の大青竜湯のことである（引用は省略）。われわれがよく目

にする小青竜湯は、構成が大青竜湯とかなり異なる。もちろん使用目的がおのずと異なる。ちなみに宋板の小青竜湯の条文を挙げる。

（宋板第40条）傷寒表不解、心下有水気、乾嘔、発熱而咳、或渇、或利、或噎、或小便不利、少腹満、或喘者、小青竜湯主之。

小青竜湯方
麻黄（去節）、芍薬、細辛、乾姜、甘草（炙）、桂枝（去皮）各3両、五味子半升、半夏半升（洗）。
右8味、以水1斗、先煮麻黄減2升、去上沫、内諸薬、煮取3升、去滓。温服1升。若渇、去半夏、加栝楼根3両。若微利、去麻黄、加芫花、如一鶏子、熬令赤色。若噎者、去麻黄、加附子1枚、炮。若小便不利、少腹満者、去麻黄、加茯苓四両。若喘、去麻黄、加杏仁半升、去皮尖。且芫花不治利、麻黄主喘、今此語反之、疑非仲景意。

（意訳）
宋板第40条　傷寒にかかり表が治らず、心下部に水があり、からえずき、発熱して咳もあり、口渇、下痢、むせる、尿が出にくい、下腹部の膨満、喘鳴などの症状がある場合は、小青竜湯がよい。

（小青竜湯の作り方）
　節を除去した麻黄、芍薬、細辛、乾姜、炙っておいた甘草、皮を除去した桂枝を各3両、五味子を半升、洗っておいた半夏を半升、以上8味を用意する。1斗の水に、まず麻黄を入れて煮る。2升が減るまで煮込んだら、浮かんだ泡を取り除く。次いで残りの薬を入れ、3升になるまで煮詰まったら、カスを取り除いて、1升を温かいまま服用する。
　もし口渇する場合には、半夏を除き、栝楼根3両を加える。もしわずかに下痢する場合には、麻黄を除き、鶏卵1個大の芫花を加え、赤くなるまで煮る。もしむせ返る場合には、麻黄を除き、火で焙じた附子を1個加える。もし尿が出ずに下腹部が膨満する場合には、麻黄を除き、茯苓を4両加える。もし喘鳴がする場合には、麻黄を除き、皮と尖端を除去した杏仁を半升加え

る。
　芫花は下利を治すことができず、麻黄は喘を主るので、これらの指示は意味が逆になるから、仲景の意ではないと疑われる。

(宋板第41条)　傷寒、心下有水気、咳而微喘、発熱不渇、服湯已渇者、此寒去欲解也、小青竜湯主之。

> (意訳)
> 宋板第41条　傷寒にかかり、心下部に水があり、咳してしかも少し喘鳴がし、発熱があり、口渇はなく、桂枝湯を服用しても已然として喉が渇く場合は、寒邪が去ろうとしているのである。小青竜湯がよい。

　意訳しなくても何となくおわかりだろうが、小青竜湯は、傷寒で心下に水があって、発熱や咳があってゼイゼイと喘鳴がするものによいらしい。だが、大青竜湯証とどう違うのだろう。

処方	構成生薬	症状の主な差	意味
大青竜湯	麻黄6両、桂枝2両、甘草2両、杏仁40個、生姜3両、大棗12枚、石膏鶏卵大	身疼痛、不汗出、煩躁	体表に寒、内部に熱がこもっている
小青竜湯	麻黄3両、桂枝3両、甘草3両、芍薬3両、細辛3両、乾姜3両、五味子半升、半夏半升	発熱、咳、喘	体表に寒、内部に寒＋水がある

　大青竜湯には、石膏が大量に入っている。内部の熱を冷ます薬だ。一方、小青竜湯には細辛、乾姜が入り、内部を温める。半夏は、葛根加半夏湯(第14条)にあったように嘔吐の治療によいのだが、ここでは咳も嘔吐も含めて、本来降りるべきものが逆に上へ出てしまうものを抑える。杏仁の止咳作用に似ている。
　このように、内部を冷ますか温めるかという点が大・小の青竜湯で決定的に違うのだ。一方、麻黄＋桂枝の薬対はどちらの処方にもあり、発汗させることはど

ちらにも期待されているわけだ。

　ちなみに、エキス製剤には大青竜湯はない。越婢加朮湯エキス＋麻黄湯エキスあたりで代用することになるが、そもそもこういう病態は肺炎だろうから、漢方だけで粘るより、適切な抗菌薬なり何なりで治療するべきだろう。

　余談だが、「青竜」とは何か。そういえば白虎加人参湯というのが既出だが、「白虎」って何だろう。どちらも生薬の名前ではない。青竜、白虎ともに中国の神話に出てくる神獣で、青竜は東の方を、白虎は西の方を司るといわれている。中国大陸の東は湿気が多いが、青竜湯には青緑色の麻黄が入って、雨のように発汗させる。中国大陸の西は乾燥しているが、白虎（加人参）湯には白い石膏が入り、潤す力がある。ちなみに北を司る神は玄武といい、今の真武湯にその名を残す（元は「玄武湯」だったという説がある）。南は朱雀という神が司り、「朱雀湯」はないが、十棗湯がこれに当たるのではないかといわれている。漢方ではこういう名称の由来も面白いから、興味があれば調べてみるとよい。

第17条　傷寒、脈浮緩、身不疼、但重、乍有軽時、無少陰証者、青竜湯発之。

> （意訳）
> 第17条　傷寒で、脈は浮緩、身体に疼痛はなく、ただ体が重たく感じるだけであり、時々症状が軽くなるときもあって、少陰の証がない場合は、青竜湯で発汗させよ。

　前の条で、（大）青竜湯のオーソドックスな使い方、すなわち（大）青竜湯証そのものが述べてあり、ここでは別の使い方が述べてある。疼痛がなくて体が重たく感じるだけであるような状態は、後で述べる少陰病に似ている。ただし脈浮緩とあるから、もし少陰病であったとしても純粋な少陰病ではない。表証すなわち太陽病も残っている。

　少陰病は脈がとても弱くて、うつらうつらと寝入ってしまうような、意識レベルが低く体力のない状態なので、体力を消耗する発汗治療なんか怖くてできな

のである。そういう、少陰病と見紛うような状態であっても、太陽病証があり、かつ少陰病ではないと確信できたなら、（大）青竜湯で発汗をかけよ、というのである。いつものように「之を主る」ではなくて「之を発せ」である。

　発汗をかけるだけなら桂枝湯や麻黄湯でよいはずだが、なぜ（大）青竜湯なのか。それは先ほどの大・小青竜湯の比較にヒントがある。要は体内に水も溜まっていて、それで体が重く感じられたのである。この水をどうやって追い出すかであるが、表に近いので発汗させるのだ。ここでは小青竜湯でもよいことになる。

第18条　発汗、若下之後、昼日煩躁、不得眠、夜而安静、不嘔、不渇、脈沈微、身無大熱者、乾姜附子湯主之。

> （意訳）
> 第18条　太陽病を発汗させるか、あるいは間違って瀉下した後、昼は胸が激しく苦しみ眠れず、嘔吐や口渇があるのに、逆に夜は安静で、嘔吐せず口渇もない。脈は沈微で、それほど熱がない場合は、乾姜附子湯がよい。

　これ以前にも「煩躁（はんそう）」が2回出てきた。1つめは第11条で、発汗後水分がなくなってしまい煩躁して、甘草乾姜湯を与える場合。2つめは第16条で、熱が内部にこもっているので煩躁して、青竜湯を与える場合であった。
　ところで本条の患者は、煩躁するのは一日中ではなく時間帯が決まっていて、昼間こそ煩躁するけれども、夜になると全く落ち着いてしまうという。ちなみに陰陽説では、昼間は陽、夜間は陰である。日中に熱が盛んになり、夜半には落ち着くのが自然である。さて本条は？。
　脈をみると沈微とあり、これは太陽病あるいは陽明病・少陽病という3つの陽病の脈ではない。陰病（太陰病〜少陰病〜厥陰病）の脈だ。しかもそれほどの熱ではないという。だからこの患者は陰病のどれかにあり、陽病ではないから、発汗はかけてはいけない。つまり上記の甘草乾姜湯のケースになる。

乾姜一両半、附子一枚生用去皮破八片。右二味、以水三升煮、取一升二合、分温

服、再服。

> （乾姜附子湯の作り方）
> 　乾姜を1.5両、皮を除いて8つに割いておいた生の附子を1個、以上2味を用意する。3升の水に入れて煮る。1升2合になるまで煮詰まったら、カスを取り除いて、2分割し、それぞれ温めて服用する。

　ではなぜ、ここでは甘草乾姜湯（甘草4両＋乾姜3両）を与えるのではなくて乾姜附子湯（乾姜＋附子）なのか。あるいは四逆湯（甘草2両、乾姜1.5両、附子1枚生、第11条＆第62条）でもよいではないか？　必要最小限という意味では、四逆湯に入る甘草（急迫症状を取る）が不要だから乾姜附子湯にしたのかもしれず、しかも甘草乾姜湯だと附子が入らず、陰病の治療には附子があったほうがやはりよい（第7条の桂枝加附子湯を参照）から、乾姜附子湯という形に収まったのかもしれない。

　いろいろと考えてみると、この3つの生薬の作用が浮き彫りになってくるだろう。

　乾姜は、ショウガではあるけれども、生姜（ショウキョウ）とは違う。生のショウガを天日干しなどで乾燥させたものが乾生姜（カンショウキョウ）で、現在は「ショウキョウ」といえば普通これを指す。ショウガを蒸して乾燥させたものが乾姜（カンキョウ）である。蒸したり乾燥させたりする過程で、含有化合物に化学変化が起きるので、生薬としての作用も変化する。ショウキョウとカンキョウとは別物と思っておいたほうがよい。

第19条　発汗後、汗出而喘、無大熱者、麻黄甘草杏仁石膏湯主之。

> （意訳）
> 第19条　太陽病を発汗させた後、汗が出て喘鳴がし、熱はあるがそれほどではない。こういう場合には麻黄甘草杏仁石膏湯がよい。

太陽病に、常套手段に則って発汗をかけた。ところで本条は宋板では、

(宋板第63条) 発汗後、不可更行桂枝湯、汗出而喘、無大熱者、麻黄甘草杏仁石膏湯主之。

となっていて、「発汗させたら、これ以上桂枝湯を与えてはいけない」というのだから、康治本でも発汗剤として桂枝湯を与えたのだと想定してみる。そうしたら発汗したが、完治するのではなく、喘鳴が残った。悪寒は書いていないからもうないのであろう。つまり、表の邪は去った。しかし、熱が少々残っているので、邪は裏に入っているのだ。こういうときは麻黄甘草杏仁石膏湯（麻黄・甘草・杏仁・石膏）がよいという。現在では生薬の順番が入れ替えられ、頭文字をとって「麻杏甘石湯（まきょうかんせきとう）」と呼ばれている。

麻黄四両去節、甘草二両炙、石膏半斤砕。右四味、以水九升、先煮麻黄、減二升、去上沫、内諸薬、煮取二升、去滓、温服一升。

> （麻黄甘草杏仁石膏湯の作り方）
> 　節を除去した麻黄を4両、炙っておいた甘草を2両、皮と尖端を除いた杏仁を50個（註：康治本では脱落？）、半斤の石膏を砕いておく。以上4味を用意する。9升の水に、まず麻黄を入れて煮る。2升が減って7升になるまで煮込んだら、浮かんだ泡を取り除く。次いで残りの薬を入れ、2升になるまで煮詰まったら、カスを取り除いて、1升を温かいまま服用する。

裏には熱と、喘すなわち水とがあるから、いかにも青竜湯（第16条）がよさそうだが、そうはなっていない。青竜湯のケースでは「煩躁」があった。これも裏の熱なので石膏で冷ましたが、青竜湯では表邪もあったから、桂枝＋麻黄を用いたのだった。本条では表邪は、発汗で追い出したのでもうないから、桂枝＋麻黄は不要だ。では両方不要かというと、喘が出ているため、麻黄＋杏仁という水を追い出す薬対を用いている。だから麻黄は残るのだが、経験上、麻黄は桂枝とペアにならなければさほどの発汗作用はきたさないから、これでよいのだろう。

処方	症状	構成生薬
麻黄湯 (第15条)	頭痛発熱、疼痛、悪風無汗、喘	麻黄3両・桂枝2両・甘草2両・杏仁70個
青竜湯 (第16条)	発熱悪寒、疼痛、不汗出、煩躁	麻黄6両、桂枝2両、甘草2両、杏仁40個、生姜3両、大棗12枚、石膏鶏卵大（砕）
麻杏甘石湯 (本条)	発汗後、汗出而喘、無大熱	麻黄4両、甘草2両、杏仁50箇、石膏半斤（砕）

　麻黄湯と麻杏甘石湯は、中身は桂枝と石膏の違いだけだが（分量は多少違う）、麻黄湯→桂枝＝表寒あり、麻杏甘石湯→石膏＝裏熱あり、という違いが浮き彫りになっている。

　石膏は、硫酸カルシウム（$CaSO_4 \cdot 2H_2O$）を主成分とする鉱物の生薬だ。しかし薬効成分は硫酸カルシウムではなさそうで、微量に狭雑する何か他の化合物らしいが、いまだもって謎らしいのだ。有効成分が微量すぎるから、煎じて効かせるには大量の石膏が要るわけだ。麻杏甘石湯の石膏「半斤」といえば、度量衡が時代によって変わるので、今の中国では250ｇ（1斤＝10両＝500ｇ）、傷寒論の書かれた頃だともっと少なくて100ｇ程度だった（当時は1斤＝16両≒220～250ｇ）という説があるが、とにかく多量だ。青竜湯の鶏卵大の石膏は、優に50ｇくらいはあるはずだ。いずれも砕いてから煎じるということは、煎じるときに水に接する表面積を増やし、溶解を促したいのだろう。あるいは、まさかデカすぎて鍋に入らなかったのだろうか？

　麻杏甘石湯は、五臓論（肝・心・脾・肺・腎）でいえば、「肺」の熱を冷まし喘鳴や咳を治める処方である。漢方で肺といえば、現代の lung のことではない。他にも trachea、nose、skin などが漢方の肺に相当する。だから肺熱といえばこれら諸器官の熱ということなので、麻杏甘石湯は肺炎や気管支炎だけでなく、鼻炎、皮膚炎などにも用いることができる。ポイントは膿性痰・膿性鼻汁など膿性分泌物がみられることだ。膿性＝熱がある、水性＝寒があると捉え、例えばハナミズが黄色だったら麻杏甘石湯、透明だったら小青竜湯、といったところか。

第20条　発汗後、臍下悸、欲作奔豚者、茯苓桂枝甘草大棗湯主之。

(意訳)
第20条　太陽病を発汗させた後、臍の下部に動悸がし、何かがまさに胸につき上げてきそうだ。こういう場合には茯苓桂枝甘草大棗湯がよい。

　まず「臍下悸(さいかき)」とは、文字通り臍の下部に動悸がすることだ。「奔豚(ほんとん)」というのは「金匱要略」には奔豚（賁豚）病という名称でも登場するが、下腹部から胸～喉頭へ気がバクバクと突き上げるような感覚をきたすものらしい。現代でいうパニック症候群、頻拍発作などに相当するようだ。

　さて、これに似た状態は第8条にもあった。太陽病を下してしまい、下方にあった「陰」が排泄されてしまったため、陰により抑えられていた「正気(せいき)」が体上部へバクバク上がってこようと欲している「気の上昇（上衝）」だ。かのケースでは桂枝去芍薬湯（桂枝3両・甘草2両・大棗12枚・生姜3両）だったが、本条では茯苓桂枝甘草大棗湯（茯苓半斤・桂枝3両・甘草2両・大棗15枚）がよいという。桂枝3両・甘草2両が気の上昇を抑える共通項目だ。茯苓は、第9条・桂枝去桂枝加白朮茯苓湯（芍薬3両、甘草2両炙、生姜3両、大棗12枚、白朮3両、茯苓3両）にあったように、心下の水をさばく生薬だった。ということは、本条では、気が下腹部から上昇しているだけでなく、心下に水があって、この水がいっそう症状を激しくしているのかもしれない。だから、気の上昇を抑える桂枝・甘草だけでは足りず、茯苓を必要とするのだろう。

茯苓半斤、桂枝三両去皮、甘草二両炙、大棗十五枚擘。右四味、以甘爛水一斗、先煮茯苓、減二升、内諸薬、煮取三升、去滓、温服一升。

(茯苓桂枝甘草大棗湯の作り方)
　茯苓を半斤、皮を除去した桂枝を3両、炙っておいた甘草を2両、大棗15個を引き千切っておいたもの、以上4味を用意する。1斗の甘爛水(かんらんすい)に、まず茯苓を入れて煮る。2升が減って8升になるまで煮込んだら、次いで残りの薬を入れ、3升になるまで煮詰まったら、カスを取り除いて、1升を温

かいまま服用する。

　ところで、茯苓桂枝甘草大棗湯は「甘爛水」を用いて煎じろと書いてある。しかし甘爛水とは何かが書いていない。宋板には、「水を大きな盆に入れ、ヒシャクで何回もすくって落とし、泡を立てる、を繰り返したもの」だと書いてある。何だか草津温泉の「湯もみショー」を思い出してしまったが、あれはもともと熱すぎる湯の温度を下げるためにやるそうだ。甘爛水は、水を柔らかくするためにやる、という説もあるが、これくらいの操作で水に化学的変化が起こるとは到底思えない。まじないの一種という説もある。傷寒論で甘爛水が出てくるのはここだけだ。とにかくわれわれは普通の水で煎じればよい。

第21条　発汗若下之後、心下逆満、気上衝胸、起則頭眩者、茯苓桂枝甘草白朮湯主之。

（意訳）
第21条　発汗もしくは瀉下させた後、下から突き上げられて重苦しい感じが胃のあたりにあり、さらに気が胸まで突き上がってきて、立つとめまいがする。このような場合は、茯苓桂枝甘草白朮湯がよい。

　前条では、臍の下から気の上昇がまさに起こらんとしている状態だったが、本条では気の上昇が実際に起こり、胸に達した後に頭にまで到達してしまったケースである。頭だから頭眩、めまいがするのだが、このめまいは上昇した気そのものではない。では何か。
　前条の茯苓桂枝甘草大棗湯と本条の茯苓桂枝甘草白朮湯（＝現在の「苓桂朮甘湯」：茯苓4両、桂枝3両、甘草2両、白朮2両）とは、大棗と白朮が入れ替わっただけ（ただし茯苓は後者のほうが少ない）。白朮は、第9条の桂枝去桂枝加白朮茯苓湯（芍薬3両、甘草2両、生姜3両、大棗12枚、白朮3両、茯苓3両）にあったように、茯苓とともに心下の「水」をさばく。このことから

考えると、苓桂朮甘湯は心下の水をコントロールする力が茯苓桂枝甘草大棗湯より強いはずだ。本条は茯苓桂枝甘草大棗湯のときにみられた「気の上昇＋心下の水」から一気に進んで、気にプッシュされた水が頭部を襲ったためにめまいがした、というケースに相当するのだろう。白朮が効いている。

茯苓四両、桂枝三両去皮、甘草二両炙、白朮二両。右四味、以水一斗煮、取三升、去滓、温服一升。

> （茯苓桂枝甘草白朮湯の作り方）
> 　茯苓4両、皮を除去した桂枝を3両、炙っておいた甘草を2両、白朮を2両、以上4味を用意する。1斗の水に入れて煮る。3升になるまで煮詰まったら、カスを取り除いて、1升を温かいまま服用する。

　こうしてみてくると、傷寒論では桂枝、芍薬、大棗、甘草、生姜、茯苓、白朮、附子など比較的少数の生薬から4〜6種類くらいを選んで処方を作り、さらにそれに足したり引いたりして数多くの処方ができあがっているが、ひとつ生薬を加えたり入れ替えたりするだけで、処方の効果がかなり変わってくることが理解できたはずだ。ひとつひとつの生薬の効果がしっかり把握されているからこそできた技だと思う。
　再度、茯苓桂枝甘草大棗湯（茯苓<u>半斤</u>・桂枝3両・甘草2両・大棗<u>15枚</u>）に戻ってこれを苓桂朮甘湯と比較すると、多めの大棗は心下の水をさばくのではなく、精神安定作用（安神作用）を通じてパニックを抑え込むのかもしれない、という推理ができる。実際、不眠症の人に大棗をたくさん処方すると安眠できたりする。心下の水をさばく茯苓も、半斤（8両）も使っているところをみると、これにも精神安定作用があるのだろうか。ならば苓桂朮甘湯にも大棗が入っていてもいいはずだが、そこが傷寒論なのだろう。茯苓桂枝甘草大棗湯にあった甘爛水の指示も、苓桂朮甘湯にはない。つまり、傷寒論はすでにあった処方をかき集めてきて編纂した書だから、こういうことが起きるのだろう。

第 22 条　発汗若下之後、煩躁者、茯苓四逆湯主之。

(意訳)
第 22 条　発汗もしくは瀉下させた後、胸がざわざわと非常に悶え苦しむ場合は、茯苓四逆湯がよい。

これも宋板では、

(宋板第 69 条) 発汗若下之、<u>病仍不解</u>、煩躁者、茯苓四逆湯主之。

となっていて、「発汗・瀉下しても病がまだ治らない」というのだから、発汗・瀉下は正攻法ではあったが結果的に失敗したということである。「煩躁」はすでにお馴染みの用語だろう。青竜湯（第 16 条）のところと乾姜附子湯（第 18 条）のところで出てきた。それぞれ、陽（熱）が胸にこもったために起こるものと、陰（水）が減ったために陽が上がってきて起こるものだった。本条の煩躁は、汗や下痢で陰（水）を失って起こっているから、乾姜附子湯のケースに近い。

　茯苓四逆湯（茯苓 4 両、甘草 2 両、乾姜 1.5 両、附子 1 枚生、人参 2 両）は、四逆湯（第 11 条＆第 62 条：甘草 2 両、乾姜 1.5 両、附子 1 枚生）に茯苓と人参を加えたものだ。四逆湯は乾姜附子湯＋甘草にほぼ等しい。

茯苓四両、甘草二両炙、乾姜一両半、附子一枚生用去皮破八片、人参二両。右五味、以水三升、煮取一升二合、去滓、分温再服。

(茯苓四逆湯の作り方)
　茯苓 4 両、炙っておいた甘草を 2 両、乾姜を 1.5 両、皮を除去して 8 つに割いておいた生の附子を 1 個、人参を 2 両、以上 5 味を用意する。3 升の水に入れて煮る。1 升 2 合になるまで煮詰まったら、カスを取り除いて、2 分割し、それぞれ温めて服用する。

そうすると、乾姜附子湯タイプの煩躁で、よりひどいものに使うのが茯苓四逆

湯なのだろうか。実はそうなのだ。四逆というのは「四肢厥逆」の略で、体幹から手足に熱が回らなくなって冷え切った状態のこと。陽は胸のあたりで孤立して煩躁しているだけで、体の他の部位は冷え切っているのだ。だから四逆湯には乾姜、附子などの強烈に温める薬が入っているわけだ。しかも附子は生のままだから、猛毒だ。毒をもってしてやっと救命できる、というくらい非常に危険な病状なのだろう。人参はいわゆる強力な滋養強壮剤なのだろうが、水をさばく茯苓は不要な気がする。煩躁とは、意識レベルが低下してせん妄状態にあるのかもしれず、そうすると茯苓は sedation のために入れてあるのだろうか。やはり、現代なら間違いなく ICU にいるべきケースだろう。

　四逆で思い出したが、四逆湯と四逆散（柴胡、枳実、芍薬、甘草）とは全く違う。後者はストレスなどで鬱屈して気の流れが悪くなって四肢が温まらないときに使い、四逆湯のケースのように全身が冷えているわけではない。

第23条　発汗若下之後、反悪寒者虚也、芍薬甘草附子湯主之。但熱者実也、与調胃承気湯。

> （意訳）
> 第23条　発汗もしくは下した後、かえって悪寒する場合には、虚しているのだ。こういう場合には芍薬甘草附子湯がよい。ただ熱が出ている場合には、実しているのだ。この場合には調胃承気湯を投与せよ。

　太陽病で悪寒発熱がしているのを適切に発汗・瀉下したら、表にいる邪は去り、そこで病は治癒し、気分爽快になるはずで、寒も熱も感じなくなるのが普通だ。しかし、かえって悪寒がする場合は、邪がまだ表に残っている。このときに「虚している」のだという。何が「虚している」のか？

　表の邪を汗・下で水分とともに飛ばしてしまうので、体の水は減る。気も同時に飛ばしてしまうので、気の損傷も起こる。これがひどいと、水は欠乏するし、気は体を温めるほど残存しないので、もはや熱はなく、冷えるのだ。だから芍薬甘草附子湯（芍薬3両、甘草3両炙、附子1枚炮）を投与し、芍薬で汗を止め、

甘草・附子で陽気を補うのだ。これが最初のケース。

　もう一方のケースでは、表寒邪を汗・下で水分とともに飛ばしたところ、悪寒はしなくなって、ただ熱だけが残った。その場合は「実している」というが、何が実しているのか？　…これは邪が充実しているのだ。体内に潜りこんでいるので、表の寒はなくなっているのだ。中に入った邪は、中で気と戦い、内部で熱を発するようになる。熱で水が蒸されて減り、便は自然に硬くなって便秘気味になる。こういうときは、中の邪を下す調胃承気湯（大黄4両、甘草2両炙、芒硝半升）を投与して様子をみるのだ。調胃承気湯は第11条ですでに登場している。

芍薬三両、甘草三両炙、附子一枚炮去皮破八片。右三味以水五升、煮取一升五合、去滓、分温三服。

> （芍薬甘草附子湯の作り方）
>   芍薬を3両、炙っておいた甘草を2両、火で焙じて皮を除き8つに割いておいた附子を1個。以上3味を用意する。5升の水に入れて煮る。1升5合になるまで煮込んだら、カスを取り除いて、3分割し、それぞれ温めて服用する。

大黄四両酒洗、甘草二両炙、芒硝半升。右三味、以水三升、煮取一升、去滓、内芒硝、更煮両沸、頓服。

> （調胃承気湯の作り方）
>   酒で洗っておいた大黄を4両、炙っておいた甘草を2両、芒硝(ぼうしょう)を半升、以上3味を用意する。大黄、甘草を3升の水に入れて煮る。1升になるまで煮込んだら、カスを取り除いて、芒硝を入れてさらに沸騰させ、頓服する。

　虚(きょ)・実(じつ)というのがここで初めて登場する。決して今いわれているような「虚は平素から体力のない人、実は平素から体力のある人」という意味ではない。
　本条は、宋板では次の2条にまたがっている。

（宋板第68条）発汗、病不解、反悪寒者、虚故也。芍薬甘草附子湯主之。
（宋板第70条）発汗後、悪寒者、虚故也。不悪寒、但熱者、実也、当和胃気、与調胃承気湯。

> （意訳）
> 宋板第68条　発汗させた後、かえって悪寒する場合には、虚しているのだ。こういう場合には芍薬甘草附子湯がよい。
> 宋板第70条　発汗させた後、悪寒する場合には、虚しているのだ。悪寒せずに、ただ熱が出ている場合には、実しているのだ。この場合には胃気を整えるべきであり、調胃承気湯を投与せよ。

　ちょっと回りくどい気がするが、これを読めば康治本の本条がよく理解できるだろう。「胃気を和せ」というのは、まず胃の調子を整えよ、そうすれば便秘も治るさ、ということであり、だから「調胃」承気湯なのだ。調胃承気湯がただの「軽めの下剤」というわけではない。便秘もさることながら、胃もたれがする、胃のあたりが痞えて食欲が出ない、というときに使うことが多い。
　大黄は、現在でいう腸管刺激性の下剤だから腸に作用し、芒硝（硫酸マグネシウム）は塩類下剤だから便に作用しこれを柔らかくする。何とも絶妙な配合なのだ。甘草はそれこそ「和胃気」に働く。

第24条　発汗若下之後、虚煩不得眠、若実劇者、必反覆顛倒、心中懊憹、梔子豉湯主之。若少気者、梔子甘草豉湯主之。若嘔者、梔子生姜豉湯主之。

> （意訳）
> 第24条　発汗もしくは下した後、さわさわと胸苦しくて眠れなくなり、これが劇しい場合には、必ず七転八倒し、激しい胸苦しさを覚える。このような場合には梔子豉湯がよい。さらに呼吸が浅くなる場合には、梔子甘草豉湯がよい。嘔吐が加わる場合には、梔子生姜豉湯がよい。

まずわかりにくいのが「虚煩」であろう。これについてはいろんな解釈があるが、私は次のように考えている。煩といえば、大青竜湯のときにみられた症状（第16条）で、邪が胸の奥に入り込んで起こす、ひどい熱を伴う「煩躁」があった。つまり邪実→熱による煩だ。しかし本条では、汗吐下をさせたことによって気と津液（水）が消耗し（虚し）てしまったために、相対的に熱をもってしまったことによって煩躁するのであり、邪が入り込んでいるわけではない。つまり、実＝実際の熱、虚＝仮の熱という意味にとっている。

　解釈はどうであれ、こういう虚煩には梔子豉湯（梔子14個、香豉4合）がよいという。

梔子十四箇擘、香豉四合綿裹。右二味、以水四升、先煮梔子、得二升半、内豉、煮取一升半、去滓、分為二服、温進一服。

> （梔子豉湯の作り方）
> 　引き千切っておいた山梔子を14個、綿にくるんでおいた香豉を4合。以上2味を用意する。4升の水に、まず山梔子を入れて煮る。2.5升になるまで煮込んだら、香豉を入れ、1.5升になるまで煮詰まったら、カスを取り除いて、2回分とする。まず温かいまま1回分を服用する。

　シシシトーという爆笑を誘いそうな名称の処方なので、一発で頭に入るだろう。梔子は山梔子のことで、清熱除煩作用、すなわち熱を冷ましイライラ感を抑える作用があるとされる。黄連解毒湯、加味逍遙散、茵蔯蒿湯、梔子柏皮湯などに含まれているが、これらの処方の作用をみても、なるほどなあと思われるであろう。香豉というのは、黒大豆を蒸して発酵→乾燥させて作ったものらしい。豆豉、淡豆豉などともいい、山梔子と似て清熱除煩作用があり、消化促進作用もあるらしい。現在の日本漢方ではまず用いられないので、代わりに納豆を干したものを使うという人もいるらしいが、代用になるのかどうか私にはわからない。

　梔子甘草豉湯（梔子14個、甘草2両、香豉4合）、梔子生姜豉湯（梔子14個、生姜5両、香豉4合）は、それぞれ梔子豉湯に、急迫を抑える甘草、嘔吐を抑える生姜、が加わったものである。虚煩がひどくなって追加症状が出た場合に用

いている。繰り返すが、ここはあくまでも虚煩で、実煩ではないから、青竜湯のように大量の石膏で冷ます、なんてことはしないのだ。

梔子十四箇擘、甘草二両、香豉四合綿裹。右三味、以水四升、先煮梔子甘草、得二升半、内豉、煮取一升半、去滓、分為二服、温進一服。

> （梔子甘草豉湯の作り方）
> 　引き千切っておいた山梔子を14個、炙っておいた甘草を2両、綿にくるんでおいた香豉を4合。以上3味を用意する。4升の水に、まず山梔子、甘草を入れて煮る。2.5升になるまで煮込んだら、香豉を入れ、1.5升になるまで煮詰まったら、カスを取り除いて、2回分とする。まず温かいまま1回分を服用する。

梔子十四箇擘、生姜五両、香豉四合綿裹。右三味、以水四升、先煮梔子生姜、得二升半、内豉、煮取一升半、去滓、分為二服、温進一服。

> （梔子生姜豉湯の作り方）
> 　引き千切っておいた山梔子を14個、生姜を5両、綿にくるんでおいた香豉を4合。以上3味を用意する。4升の水に、まず山梔子、生姜を入れて煮る。2.5升になるまで煮込んだら、香豉を入れ、1.5升になるまで煮詰まったら、カスを取り除いて、2回分とする。まず温かいまま1回分を服用する。

第25条　太陽病発汗、汗出後、其人仍発熱、心下悸、頭眩、身瞤動振振欲擗地、脈沈緊者、真武湯主之。

> （意訳）
> 第25条　太陽病を発汗し、汗は出たが依然発熱し、心下に動悸がし、めまいがし、身体はピクついてフラフラと揺れて地面に倒れそうになっていて、

脈が沈緊である場合は、真武湯(しんぶとう)がよい。

　太陽病で発汗させたが、発汗後も発熱しているとなると、邪は退治されずにいずれかのステージへ進行したケースである。ではどこへ？　…それは、文を読んでいくと諸々の症状の最後に書いてあり、脈沈であることから、陰病期（太陰病・少陰病・厥陰病のいずれか）に入ったことがわかる。しかも緊脈なので、脈中に水が緊満している水毒(すいどく)の状態であることがわかる。ちなみに、宋板で本条に相当するのは第82条で、条文はよく似ている。

(宋板第82条) 太陽病発汗、汗出不解、其人仍発熱、心下悸、頭眩、身瞤動振振欲擗地者、真武湯主之。
真武湯方
茯苓、芍薬、生姜（切）各三両、白朮二両、附子一枚（炮、去皮、破八片）。　右五味、以水八升、煮取三升、去滓。温服七合、日三服。

(意訳)
宋板第82条　太陽病を発汗し、汗は出たが治らず、依然発熱し、心下に動悸がし、めまいがし、身体はピクついてフラフラと揺れて地面に倒れそうになっている場合は、真武湯がよい。
(真武湯の作り方)
　茯苓、芍薬、切片にした生姜を各3両、白朮を2両、火で焙じて皮を除いた附子1個を8つに割っておいたもの、以上5味を用意する。8升の水に薬を入れ、3升になるまで煮詰まったら、カスを取り除いて、7合を温かいまま服用する。日に3回服用する。

となっており、脈についての記載がないから、宋板では邪の行き先がはっきりしないと私は思う。
　心下の動悸、めまいなどの症状は、水毒によるものとすぐに気づくであろう。「身瞤動振振欲擗地」というのは、めまいと併せて中枢神経もしくは内耳の症状

である。これも水毒によるものと考えられる場合が多い。太陽病からの移行となると、前庭神経炎でも起こしているのだろうか。

　少し話は戻って、「其人仍発熱」しているのはなぜか考えてみよう。太陽病につきものの悪寒はもうなさそうだから、病はやはり進行し、上で書いたように陰病期に入っている。したがって、ここの熱は実熱ではない。梔子鼓湯のところ（第24条）でやったように、仮の熱だ。水は水毒を起こすくらいたくさんあるので、熱（陽）と水（陰）とが分離してしまっており、熱が水を温めたり、水が熱を冷ましたりすることができなくなっている、と考えると辻褄が合う。これはかなり危険な状態なのだ。このような陰病は実は少陰病であり、後述する。

　こういう状態に真武湯（茯苓、白朮、芍薬、生姜、附子）がよいという。茯苓、白朮で水をさばき、附子で温める。ここでは処方内容も分量も書かれていない。真武湯は本来、少陰病の処方だから、少陰病のところ（第59条）で書かれるのである。また、附子が入っていることから、この患者は冷えていることが逆にわかる。つまり、内部・下部は水で冷え（これが本態。ここに附子が効く）、浮揚した仮熱（かねつ）が表・上にあるのだ。だから真武湯は現在でも、冷え＋めまいがするものによく用いられるのだ。

　最後に、「真武」とは何かについては、第16条の青竜湯のところで触れたが、「玄武」のことだという説もある。玄武は北方を守る神獣で、頭がヘビで胴体がカメというヘンテコな形をしているらしい。「玄」は「黒」のことでもあり、黒っぽいところが附子〜真武湯の色とマッチングするらしいが、いずれも臨床にはほとんど関係ない話だ。

第26条　傷寒中風、往来寒熱、胸脇苦満、嘿嘿不欲飲食、心煩喜嘔、或胸中煩而不嘔、或渇、或腹中痛、或脇下痞鞕、或心下悸小便不利、或不渇身有微熱、或咳者、小柴胡湯主之。

（意訳）
第26条　傷寒でも中風でも、寒気がするかと思えば熱感がし、熱感がするかと思えば寒気がして、横隔膜のあたりが重苦しく感じ、全く食欲がなく、

> 胸苦しく吐き気がする。こういう場合には小柴胡湯がよい。あるいは、胸苦しいけれども吐き気がなかったり、あるいは口渇がしたり、あるいは腹痛がしたり、あるいは横隔膜の下部が痞えてカチカチに硬くなったり、あるいは心下部で動悸がして尿が出なかったり、あるいは口渇せずに微熱があったり、あるいは咳が出たりする、などという場合にも小柴胡湯（しょうさいことう）がよい。

　本条では「或いは」が多い。記述にある多岐にわたる症状のどれかがあれば小柴胡湯を用いてよい、というのである。逆にいえば、一人の患者にこれらの症状が全部勢揃いすることはない。そういえば、漢方の初学者の先生から、「（□□湯の使用目標の）全部が揃っていないのに、□□湯を使ってもいいのですか？」という質問を受けたことがある。そのときに「いいんですよ。現代医学でも、△△病の診断基準を全部満たす△△病の患者なんていないでしょう？」と示したのが、この条文だった。
　本条では、往来寒熱（おうらいかんねつ）・胸脇苦満（きょうきょうくまん）という漢方特有のテクニカルタームが出てくる。往来寒熱は、上でも書いたように寒気と熱とが交互に襲ってくる状態だ。間欠熱のことだという人もいる。マラリアによくみられる症状のひとつらしい。私はマラリアの患者を診たことがないから何ともいえないが、感冒やインフルエンザでも同様の症状をきたすことがある。寒熱が交互にくるので、寒気を発汗法で、熱を瀉下法や清熱法で治そう、というわけにもいかないのだろう。胸脇苦満は、腹診のときの横隔膜下部（季肋部）の抵抗・圧痛という他覚的所見だとする人もいるが、私は患者の季肋部あたりの自覚症状を指しているのだろうと思う。本条文の他の記載がすべて自覚症状だからである。いずれにせよ、季肋部あたりがキモチワルイのだ。
　小柴胡湯は、一般に少陽病の基本処方といわれる。小柴胡湯（柴胡（さいこ）半斤、黄芩（おうごん）3両、半夏半升洗、生姜3両切、人参3両、甘草3両炙、大棗12枚擘）は、柴胡・黄芩が清熱作用をもち、半夏・生姜は止嘔し、人参・甘草・大棗は食欲を改善する。こういう治療法を、汗・吐・下法ではなく、和法（わほう）という。少陽病については第48条で後述するので、そこでもう一度、小柴胡湯および和法についてお話しすることにする。

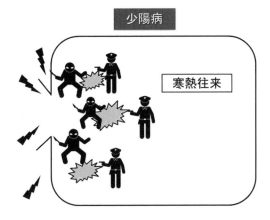

柴胡半斤、黄芩三両、半夏半升洗、生姜三両切、人参三両、甘草三両炙、大棗十二枚擘。右七味、以水一斗二升、煮取六升、去滓、再煎取三升、温服一升、日三服。

(小柴胡湯の作り方)
　柴胡を半斤、黄芩を3両、洗っておいた半夏を半升、切片にしておいた生姜を3両、人参を3両、炙っておいた甘草を3両、大棗12個を引き千切っておいたもの、以上7味を用意する。1斗2升の水に入れて煮る。6升になるまで煮込んだら、カスを取り除いて、もう一度煮て、3升になるまで煮詰まったら、1升を温かいまま服用する。1日3回服用する。

ところで、本条に相当するのは宋板では、

(宋板第96条) 傷寒<u>五六日</u>中風、往来寒熱…小柴胡湯主之。

で、日数 (5～6日) が挿入されている。じつは宋板には他にも、

(宋板第4条) 傷寒一日…。

(宋板第5条) 傷寒二三日…。
(宋板第23条) 太陽病、得之八九日…。

などと日数が掲げられているところがいくつかある。傷寒にかかってからの時間経過を表しているらしい。康治本には日数については一切書かれていないから、そういう意味では物足りない人もいるだろう。

第27条 傷寒、身熱悪風、頸項強、脇下満、手足温、而渇者、小柴胡湯主之。

（意訳）
第27条 傷寒で、体には熱があって悪風がし、頸から項にかけては強ばり、季肋下部は苦しく、手足が温かくて口渇する場合には、小柴胡湯がよい。

　本条でまず目が行くのは「頸項強」だろう。太陽病では「項強」で、首の後ろのウナジのことだったが、ここで頸項というのならば首の前、すなわち顎下も強ばるのだろう。これは太陽病にはない症状だ。では何の病だろう。
　次に目が行くのは「脇下満」で、前条の「胸脇苦満」とは少し違う。実は前条でもこの「脇下」と「胸脇」とが出てきていて、そこでいえばよかったのだが、「胸脇」といえば季肋部の上下、つまり体を正面からみると、横隔膜の上下のことだ。「脇下」といえば横隔膜より下だけだ。つまり、横隔膜より上側が「胸」なのだ。まあ、あたりまえのことなのだが…。
　その次に目が行く「手足温」は、寒気の反対で熱がこもっていると捉えてよいだろう。「渇」は内部の熱による水分の枯渇を意味し、陽明病独特の症状とされる。
　つまり本条では、太陽病や陽明病の症状もみられるけれども本態は少陽病、という患者を扱っていることになる。太陽病ならば発汗、陽明病ならば瀉下、といった治療を行うのが普通だが、小柴胡湯という少陽病の処方だけで一括治療できます、ということらしい。そういうこともあるのだろう。なお、宋板では本条の冒頭は、

(宋板第 99 条) 傷寒四五日、身熱悪風…（以下同じ）。

となっている。

第 28 条　傷寒、陽脈濇陰脈弦、法当腹中急痛、先与建中湯。不愈者、小柴胡湯主之。

> （意訳）
> 第 28 条　傷寒の患者で、脈は浅いところでは血流が滞ってドロドロとしているのを触れ、深いところでは弓の弦のようにビンビン跳ねているように触れるものは、腹が痙攣して痛むのが普通である。こういう患者にはまず建中湯（けんちゅうとう）を与えよ。それでも治癒しない場合には小柴胡湯がよい。

「陽脈濇陰脈弦」については、「陽病では（本来は陰病の脈である）脈濇（しょく）となり、陰病では（本来は陽病の脈である）脈弦（げん）となっている、このように病状と脈が合わない場合は、要注意だ」という解釈もあって、このほうが実はメジャーなようだ。しかし私は上のように「陽脈は濇で、陰脈は弦である」と読むほうが自然だと思うのでそうしてみた。脈診をしてみて、こういう脈なら患者は腹痛がするはずだ、というのだが、腹が痛いかどうかは患者にひとこと尋ねればわかるので、「法当」なんて気取る必要は全くない。

こういう患者には建中湯が first choice ということだが、宋板では、

(宋板第 100 条) 傷寒、陽脈濇陰脈弦、法当腹中急痛、先与<u>小</u>建中湯。不<u>差</u>者、小柴胡湯主之。

になっている。

桂枝三両去皮、芍薬六両、甘草二両炙、生姜三両切、大棗十二枚擘、膠飴一升。
右六味、以水七升煮、取三升、去滓、内飴、更上微火消尽、温服一升。

（建中湯の作り方）
　皮を除去した桂枝を3両、芍薬を6両、炙っておいた甘草を2両、切片にしておいた生姜を3両、大棗12個を引き千切っておいたもの、膠飴を1升、以上6味を用意する。7升の水に、まず膠飴以外を入れて煮る。3升になるまで煮込んだら、カスを取り除いて、次いで膠飴を入れ、とろ火で溶かし尽くしたら、1升を温かいまま服用する。

　小建中湯（桂枝3両去皮、芍薬6両、甘草2両炙、生姜3両切、大棗12枚擘、膠飴1升）は桂枝加芍薬湯に膠飴を足したもの。その桂枝加芍薬湯とは、桂枝湯の芍薬を倍に増やしたもの（第51条）であり、太陰病の主な処方である。太陰病には後で触れるが、腹がガスで膨満して痛むのが主な症状である。つまり本条では、傷寒が進行して太陰病になったことをうかがわせる。ではなぜ膠飴を足してあるのかというと、「腹痛」ではなくて「腹中急痛」という、より急迫した状態なのだからであろう。

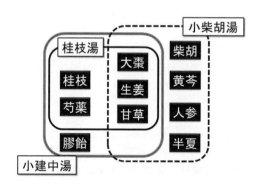

　小建中湯も桂枝加芍薬湯も現在エキス製剤になっており、消化器系疾患を中心に非常によく使われている。小建中湯のほうがより気虚気味の患者に用いられ、腹診でベニヤ板状の薄い腹筋を触れるのが小建中湯証だ、という説が有名だ。建中というのは「おなかを建て直す」と考えればよいだろうか。青竜湯と同じく、これにも「小」もあれば「大」もある。大建中湯は、腸閉塞などにも最近よく

応用されているが、傷寒論には登場しない。金匱要略の処方だ。中身（乾姜・山椒・人参・膠飴）は小建中湯と全然違う。

建中湯を与えて腹痛は治るかもしれないが、まだ傷寒そのものが治癒しない場合は、小柴胡湯が second choice として適切だと書いてある。

なお、小柴胡湯があるからには大柴胡湯もある。これについては後述する。

第29条　傷寒、心中悸而煩者、建中湯主之。

（意訳）
第29条　傷寒で、胸で動悸がして胸苦しいような場合には、建中湯がよい。

建中湯は、前条のように「腹中急痛」を改善するのが主目的だ。本条は、このような使い方もある、くらいに考えておくほうがよいかもしれない。

第30条　太陽病、反二三下之後、嘔不止、心下急、鬱鬱微煩者、大柴胡湯主之。

（意訳）
第30条　太陽病で、本来は発汗すべきところを間違って2、3回瀉下してしまった後、嘔吐が止まらなくなり、心下が窮屈で落ち着かず、鬱々として少し胸苦しい場合は、大柴胡湯がよい。

傷寒論には、こういう誤治とそのリカバリーについての記述が目立つことは以前にも第8・9・18・21〜24条でお話ししたと思う。今回は発汗すべき太陽病を間違って瀉下し、嘔不止・心下急・鬱鬱微煩となって困ったケースである。お待たせした大柴胡湯の登場である。

柴胡半斤、黄芩三両、半夏半升、生姜五両、芍薬三両、枳実四枚炙、大棗十二枚

擘。右七味、以水一斗二升煮、取六升、去滓、再煎、取三升、温服一升、日三服。

> （大柴胡湯の作り方）
> 　柴胡を半斤、黄芩を3両、半夏を半升、生姜を5両、芍薬を3両、枳実(きじつ)4個を炙っておいたもの、大棗12個を引き千切っておいたもの、以上7味を用意する。1斗2升の水に入れて煮る。6升になるまで煮込んだら、カスを取り除いて、もう一度煮て、3升になるまで煮詰まったら、1升を温かいまま服用する。1日3回服用する。

　小柴胡湯証と症状を比較すると、小柴胡湯証（第26・27条）では「胸脇苦満」、「胸下痞硬」、「脇下満」だったのが、大柴胡湯証では「心下急」になっていて、症状は激しくなっている。これを構成生薬で比較してみる。

小柴胡湯	柴胡半斤、黄芩3両、半夏半升洗、生姜3両切、人参3両、甘草3両炙、大棗12枚
大柴胡湯	柴胡半斤、黄芩3両、半夏半升*、生姜5両*、芍薬3両、枳実4枚炙、大棗12枚

*宋板ではともに小柴胡湯と同様に「洗」、「切」の指示が入っている。

　まずは、①小柴胡湯の人参・甘草が大柴胡湯では枳実・芍薬になっている点である。人参・甘草は補薬で、枳実は瀉薬だから、全体として小柴胡湯は補剤、大柴胡湯は瀉剤の性格を帯びる。むろん、小柴胡湯にも柴胡、黄芩、半夏という瀉する薬は入り、大柴胡湯にも芍薬や大棗という補薬が入るので、あくまでそういう方向を向いている、ということだ。現在は（そして宋板でも）大柴胡湯には大黄が加えられており、瀉下作用がさらに強化されている。一方、「オリジナル」の大柴胡湯（つまり大黄なし）は「大柴胡湯去大黄」とわざわざ表記しなければならなくなっており、こちらもよく用いられている。なお、生姜が小柴胡湯の3両から大柴胡湯の5両になっており、大柴胡湯では止嘔作用も強化されていることになる。総じて、小柴胡湯証に似ていて、より激しいものに大柴胡湯を使うような印象がある。

　康治本にはなくて宋板に載っている処方のひとつに柴胡加竜骨牡蛎湯(さいこかりゅうこつぼれいとう)がある。

(宋板第107条) 傷寒八九日、下之、胸満煩驚、小便不利、譫語、一身尽重、不可転側者、柴胡加竜骨牡蛎湯主之。

柴胡加竜骨牡蛎湯方

柴胡四両、竜骨、黄芩、生姜（切）、鉛丹、人参、桂枝（去皮）、茯苓各一両半、半夏二合半（洗）、大黄二両、牡蛎一両半（熬）、大棗六枚（擘）。右十二味、以水八升、煮取四升、内大黄、切如碁子、更煮一両沸、去滓。温服一升。本云柴胡湯、今加竜骨等。

> (意訳)
> 宋板第107条　傷寒にかかって8〜9日、瀉下すると胸が塞がりイライラして驚いたりして、尿は出ず、訳のわからないことを口走り、全身が重だるく感じて向きを変えるのも鬱陶しい場合には、柴胡加竜骨牡蛎湯がよい。
> (柴胡加竜骨牡蛎湯の作り方)
> 　柴胡を4両、竜骨、黄芩、切片にしておいた生姜、鉛丹、人参、皮を除去した桂枝、茯苓を各1.5両、洗っておいた半夏を2.5合、大黄を2両、熬った牡蛎を1.5両、大棗6個を引き千切っておいたもの、以上12味を用意する。8升の水に入れて煮る。4升になるまで煮込んだら、碁石のように切り刻んだ大黄を入れ、さらに1、2回煮て、カスを取り除く。1升を温かいまま服用する。もともと小柴胡湯で、ここでは竜骨などを加えている。

というのがそれである。現在よく用いられる処方だ。ほぼ小柴胡湯−甘草＋桂枝＋茯苓＋竜骨＋牡蛎＋大黄で、足された5つの生薬にはすべて精神安定作用があることから、小柴胡湯証で精神安定もしくは抗うつ作用を期待したいときに用いる。大黄を入れていないメーカーもあるが、それには「去大黄」という表示がないので注意が必要だ。鉛丹は有毒な酸化鉛なので現在は使わない。

第31条　太陽病、熱結膀胱、其人如狂、血自下、下者愈。但少腹急結者、与桃仁承気湯。

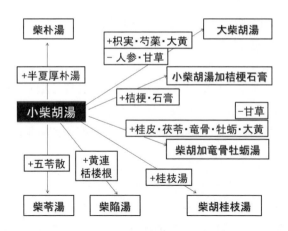

(意訳)

第31条　太陽病で、熱が膀胱に硬く結びついた結果、精神異常のような状態になり、下部から自然に血が出るようなことがあるが、血が下るものは治癒に至る。血が自然に下らず、ただ下腹部が痙攣して痛むような場合は、桃仁承気湯(にんじょうきとう)を与えよ。

本条は、宋板では、

(宋板第106条)太陽病不解、熱結膀胱、其人如狂、血自下、下者愈。其外不解者、尚未可攻、当先解其外。外解已、但少腹急結者、乃可攻之、宜桃核承気湯。

(意訳)

宋板第106条　太陽病が治らず、熱が膀胱に硬く結びついた結果、精神異常のような状態になり、下部から自然に血が出るようなことがあるが、血が下るものは治癒に至る。
　外表が治らないうちは、まだ攻め下してはいけない。まず先に外表を治すべきである。ただし、下腹部が痙攣して痛むような場合は、これは攻め下し

てよいので、桃核承気湯を与えよ。

となっている。「太陽病に熱結膀胱云々は、血が自下すれば自然治癒するが、そうでない場合、発汗で解表できていない間は瀉下するな、解表できたら瀉下してよい」と補足があり、より理解しやすいだろう。また、宋板では処方名が「桃核承気湯」に変わっており、現在もそう呼ばれているが、構成生薬は康治本と同じ（桃仁50箇去皮尖、大黄4両酒洗、甘草2両炙、芒硝2合〔宋板では2両〕、桂枝2両去皮）である。

桃仁五十箇去皮尖、大黄四両酒洗、甘草二両炙、芒硝二合、桂枝二両去皮。右五味、以水七升煮、取二升半、去滓、内芒硝、更上微火、一両沸、温服五合。

(桃仁承気湯の作り方)
　桃仁50個を皮と尖端を除去しておいたもの、酒で洗っておいた大黄を4両、炙っておいた甘草を2両、芒硝を2合、皮を除去した桂枝を2両、以上5味を用意する。7升の水に、まず芒硝以外を入れて煮る。2.5升になるまで煮込んだら、カスを取り除いて、次いで芒硝を入れ、とろ火でさらに煮る。5合を温かいまま服用する。

　さて、疑問はいくつかあるが、まずはなぜ「熱結膀胱」すれば「如狂」になるのか？　実際の臨床でも、腹診で「少腹急結」を呈する瘀血証の患者が、焦燥感や種々の精神症状を呈する場合、桃核承気湯を投与すると症状が改善するのはみなさんご承知の通りだろう。こういう患者は全身的な血流が悪くなっており、瘀血ができて、それを腹では少腹急結として触れるのだろう。頭ではそれこそ血が上っていて、イライラ・カリカリと感情が爆発したり、脳卒中を起こしたり、長期的には脳血管型認知症を呈したりするのであろう。大黄・桃仁には瘀血改善作用がある。また、桃仁＋桂枝は精神安定作用をもち、瘀血解除の代表処方である桂枝茯苓丸（桂枝・芍薬・茯苓・桃仁・牡丹皮）にもみられる組み合わせ（薬対）で、桃核承気湯でも同様の作用を狙っているのだろう。桃核承気湯＝調胃承

気湯（第23条）＋桃仁＋桂枝であることにも留意しよう。瘀血が、自己治癒力が発揮されて薬に拠らずに自然と解除される場合、諸症状も取れてしまうのは理に適っている。

　ではどこから瘀血が下るのか？　桃核承気湯は大黄・桃仁・芒硝に瀉下作用があるから便秘も解消するし、女性では月経に伴い瘀血（血塊）を排出するので月経痛にも効果がある。つまり瘀血が排除されるのは肛門、子宮口（膣）といった穴からであろう。

第32条　傷寒、結胸熱実、脈沈緊、心下痛按之石硬者、陥胸湯主之。

> （意訳）
> 第32条　傷寒で、水が胸に硬く結合して熱で満ち、脈は沈緊で、心下が痛んでこれを押すと石のように硬い、このような場合は陥胸湯（かんきょうとう）がよい。

　これを読んでいるほとんどの方は初学者のはずなので、「結胸（けっきょう）」といきなり定義なしに出てきたのには面食らったのではないだろうか。
　康治本ではこうだが、宋板には結胸について、

（宋板第128条）問曰、病有結胸…其状何如。…按之痛、寸脈浮、関脈沈、名曰結胸也。

> （意訳）
> 宋板第128条　「病に結胸というのがあるが…その病状はどのようなものか？」とご質問があった。…「…これを押さえると痛み、寸口の脈が浮で、関前の脈は沈であるものを、結胸と呼びます」。

と説明がある。また、

（宋板第131条）病発於陽、而反下之、熱入因作結胸…。

（宋板第134条）太陽病…表未解也。医反下之…膈内拒痛…短気煩躁、心中懊憹、陽気内陥、心下因鞕、則為結胸…。
（宋板第139条）太陽病二三日…反下之、若利止、必作結胸…。
（宋板第140条）太陽病下之…脈浮者、必結胸…。

などと結胸に関して多量の記述があり、ここはむしろ宋板でしっかり理解しておきたい。いちいち意訳はしないが、すなわち結胸とは、太陽病を発汗すべきところを誤って瀉下したために、表にあった熱が胸に落ち込み、これが胸にあった水と結合して起こるものと捉えられ、この熱＋水が結合したものによって患者はみぞおち・横膈膜附近の痛みを訴え、医師がここを按じると硬く触れる、という病態のようだ。現在の肺炎、胸膜炎などに相当すると思われる。

大黄六両酒洗、芒硝一升、甘遂一両末。右三味、以水六升、先煮大黄、取二升、去滓、内芒硝、煮一両沸、内甘遂末、温服一升。

（陥胸湯の作り方）
　酒で洗っておいた大黄を6両、芒硝を1升、甘遂1両を粉末にしたもの、以上3味を用意する。6升の水に、まず大黄を入れて煮る。2升になるまで煮込んだら、カスを取り除いて、芒硝を入れて煮る。次いで甘遂末を入れて、1升を温かいまま服用する。

ところで本条は、宋板では、

（宋板第135条）傷寒六七日、結胸熱実、脈沈而緊、心下痛、按之石鞕者、大陥胸湯主之。

（意訳）
宋板第135条　傷寒で6〜7日が経過し、水が胸に硬く結合して熱で満ち、脈は沈だが緊で、心下が痛んでこれを押すと石のように硬い、このような場合は大陥胸湯がよい。

となっている。つまり康治本の陥胸湯（大黄六両酒洗、芒硝一升、甘遂一両末）とは宋板〜現在の大陥胸湯のことで、まず大黄（6両は大量！）と芒硝が既出のように瀉下剤だ。甘遂というのは作用の激しい瀉下・利尿薬（峻下遂水薬）だ。この3つで熱＋水を一気に排泄するのである。

　康治本にはないが、宋板には小陥胸湯（しょうかんきょうとう）もある。

（宋板第138条）小結胸病、正在心下、按之則痛、脈浮滑者、小陥胸湯主之。
小陥胸湯方
黄連一両、半夏半升（洗）、栝楼実大者一枚。右三味、以水六升、先煮栝楼、取三升、去滓。内諸薬、煮取二升、去滓。分温三服。

（意訳）
宋板第135条　小結胸病というのは、まさしく心下にあり、これを手で押さえると痛みがあり、脈が浮で滑である場合は、小陥胸湯がよい。
（小陥胸湯の作り方）
　黄連を1両、洗っておいた半夏を半升、大きめの栝楼実を1個、以上3味を用意する。6升の水に、まず栝楼実を入れて煮る。3升になるまで煮詰まったら、カスを取り除いて、他の薬を入れて2升になるまで煮詰め、カスを取り除いて、温かいまま3回に分けて服用する。

がそれで、小結胸とは、結胸に比べて心下に限局し、浅くて病勢が軽く、自発痛がなくて圧痛があるものだ。これには小陥胸湯（黄連1両、半夏半升洗、栝楼実大者1枚）がよいという。黄連は清熱薬、半夏・栝楼実は去痰薬で、大陥胸湯より穏やかに熱＋水（痰）を追い出すのである。

第33条　太陽病、発汗而復下之後、舌上燥、渇、日晡所有潮熱、従心下至小腹鞕満痛、不可近者、陥胸湯主之。

(意訳)
第33条　太陽病を発汗させ、さらにまたこれを瀉下させた後、舌の表面が乾燥し、口渇を生じ、夕方には潮が満ちてくるように発熱し、心下から小腹に至る広い範囲が硬く膨満し、患者が痛がるので医者は腹に手を近づけることができない。このような場合は陥胸湯がよい。

　太陽病を発汗・瀉下させると水が不足するので、体が乾いたために、梔子鼓湯のところ（第24条）でやったように仮の熱が出てくる…と考えた人は、かなり傷寒論が身についたと思ってよい。では次の潮熱とは何だろうか。夕方に徐々に上がってくる熱のことで、全身が熱くなるのだが、仮の熱でそういうことがあるだろうか。むしろ、潮熱は「陽明病」の熱で、裏の実熱である（これは「陽明病」のところで後述する）が、これは梔子鼓湯の守備範囲なのだろうか？　また、横隔膜から恥骨結合あたりまでの広いエリアがカチカチに張って、痛くて触れないほどだというが、鞕満痛とは前条の結胸ではないのか？
　本条は宋板では、

(宋板第137条)　太陽病、重発汗而復下之、不大便五六日、舌上燥而渇、日晡所小有潮熱、従心下至少腹鞕満而痛、不可近者、大陥胸湯主之。

(意訳)
宋板第137条　太陽病を発汗させ、さらにまたこれを発汗させて、瀉下させた後、5～6日排便がなく、舌の表面が乾燥し、口渇を生じ、夕方には潮が満ちてくるように少し発熱し、心下から少腹に至る広い範囲が硬く膨満し、患者が痛がるので医者は腹に手を近づけることができない。このような場合は陥胸湯がよい。

となっていて、より詳しい。発汗を繰り返していることがわかる。また、瀉下させても、もはや便も出ない。潮熱＋便秘は、これも後述する陽明病の特徴であり、腹の様子は結胸のそれで、「結胸熱実」である。結胸が進むと陽明病になる。し

かも前条よりも症状がキツイ結胸だから、速やかに瀉下する必要があって、やはり大陥胸湯となるのだ。

第34条 傷寒、発汗而復下之後、胸脇満微結、小便不利、渇而不嘔、但頭汗出、往来寒熱、心煩者、柴胡桂枝乾姜湯主之。

> （意訳）
> 第34条 傷寒を発汗させ、さらにまたこれを瀉下させた後、軽い胸脇苦満（→第26条）があり、わずかに結胸（→第32条）し、尿が出ず、口渇するが嘔吐はせず、ただ頭だけに汗が出て、寒気がしたり発熱したりして、胸苦しい。このような場合は柴胡桂枝乾姜湯がよい。

これも宋板では、

（宋板第147条）傷寒<u>五六日</u>、<u>已</u>発汗而復下之、胸脇満微結、小便不利、渇而不嘔、但頭汗出、往来寒熱、心煩者、<u>此為未解也</u>。柴胡桂枝乾姜湯主之。

> （意訳）
> 第34条 傷寒にかかり5～6日経過し、すでに発汗させ、さらにまたこれを瀉下させた後、軽い胸脇苦満があり、わずかに結胸し、尿が出ず、口渇するが嘔吐はせず、ただ頭だけに汗が出て、寒気がしたり発熱したりして、胸苦しい場合は、まだ治っていないのである。このような場合は柴胡桂枝乾姜湯がよい。

となっており、このほうが詳しい。

まず胸脇苦満＋往来寒熱＝少陽病で、結胸がある。小柴胡湯または陥胸湯の出番か？　…しかしどちらの症状も軽いと書いてある。

次に、尿が出ず口渇するというのは、水が発汗や瀉下で喪失したからか？とも考えられるが、むしろ、結胸の成り立ちを考えると、水＋熱が胸にあるのだから、

水分は足りているのではないか？　それなのに尿が出ず口渇があるのは、熱のほうが強いからではないのか？　そうすると、ここの煩は、梔子鼓湯（第24条）のような虚煩ではなく、青竜湯（第16条）のような実煩に近いのではないか？
　頭だけに汗をかいているのは、陽気が上に上がってしまったからではないか？
　こんなことを考えて、柴胡桂枝乾姜湯（柴胡半斤、黄芩3両、牡蛎2両熬、栝楼根3両、桂枝3両去皮、甘草2両炙、乾姜1両）をみてみる。

柴胡半斤、黄芩三両、牡蛎二両熬、栝楼根三両、桂枝三両去皮、甘草二両炙、乾姜一両。右七味、以水一斗二升煮、取六升、去滓、再煎、取三升、温服一升、日三服。

> （柴胡桂枝乾姜湯の作り方）
> 　柴胡を半斤、黄芩を3両、熬った牡蛎を2両、栝楼根を3両、皮を除去した桂枝を3両、炙っておいた甘草を2両、乾姜を1両、以上7味を用意する。1斗2升の水に入れて煮る。6升になるまで煮込んだら、カスを取り除いて、もう一度煮る。3升になるまで煮詰まったら、1升を温かいまま服用する。1日3回服用する。

　なるほど柴胡・黄芩が少陽病によさそうだ（第26条 小柴胡湯を参照）し、牡蛎・栝楼根はわからないのでパス、桂枝・甘草は気の上衝によい（第20条 苓桂甘棗湯を参照）。乾姜は、甘草乾姜湯（第11条）を彷彿とさせる。牡蛎・栝楼根は実は「金匱要略」にヒントがある。その「第三百合狐惑陰陽毒病証治」には、

（金匱要略　第三百合狐惑陰陽毒病証治）百合病渇不差者、用後方主之。

> （意訳）
> 金匱要略　第三百合狐惑陰陽毒病証治　百合病にかかり、口渇が治らない場合は、後の処方（←註：栝楼牡蛎散のこと）がよい。

とあり、牡蛎は熱を、栝楼根は裏熱による口渇を治すのだ。

こんな柴胡桂枝乾姜湯は、現在では不安障害やパニック障害などによく用いられ、「足は冷えるけれど、自分一人だけ頭から汗をかいて、恥ずかしい」などという更年期の女性にもよく奏効する。

余談だが、小柴胡湯＋小陥胸湯は柴陥湯(さいかんとう)のことだ。現在もひどく咳こんで胸痛がするような場合に効果があるのでよく用いられる。

(補) 柴胡桂枝湯

さて、この処方は康治本にはないが、宋板には出てくる、現在でも頻用処方のひとつであるので、このあたりで触れておきたい。

（宋板第146条）傷寒六七日、発熱、微悪寒、支節煩疼、微嘔、心下支結、外証未去者、柴胡桂枝湯主之。

柴胡桂枝湯方

桂枝（去皮）、黄芩一両半、人参一両半、甘草一両（炙）、半夏二合半（洗）、芍薬一両半、大棗六枚（擘）、生姜一両半（切）、柴胡四両。右九味、以水七升、煮取三升、去滓。温服一升。本云人参湯、作如桂枝法、加半夏、柴胡、黄芩、復如柴胡法。今用人参作半剤。

> （意訳）
> 宋板第146条　傷寒になって6～7日経過し、発熱がし、微かに悪寒があり、関節に痛みがあり、微かに嘔気があり、心下部が硬く、表証がまだ消失しない場合は、柴胡桂枝湯(さいこけいしとう)がよい。
> （柴胡桂枝湯の作り方）
> 　皮を除去した桂枝を1.5両、黄芩を1.5両、人参を1.5両、炙っておいた甘草を1両、洗っておいた半夏を2.5合、芍薬を1.5両、大棗12個を引き千切っておいたもの、切片にしておいた生姜を1.5両、柴胡を4両、以上9味を用意する。7升の水に入れて煮る。3升になるまで煮詰まったら、カスを取り除いて、1升を温かいまま服用する。もともと人参湯であるが、桂枝湯に、半夏、柴胡、黄芩を加えているので、また小柴胡湯のようにもなって

いる。ここでは、人参湯は半量を用いている。

第 35 条　太陽病、発汗而復下之後、心下満鞕痛者為結胸、但満而不痛者為痞、半夏瀉心湯主之。

（意訳）
第 35 条　太陽病で、発汗させたりさらに瀉下させたりした後、心下に膨満感があって硬く張って痛むものは「結胸」である。ただ膨満感だけがあって痛みがないものは「痞(ひ)」であり、このような場合は半夏瀉心湯(はんげしゃしんとう)がよい。

本条には「結胸」と「痞」との区別が書いてある。どちらにも心下部膨満感は共通してあり、違う点は結胸は痛み（＋）、痞は痛み（－）だ。結胸は主に水が、痞は気が、それぞれ膨満の原因と考えられる。

この条文にはもともと句読点がないのだが、①「…為結胸、…為痞。半夏瀉心湯主之」とすると結胸も痞も半夏瀉心湯がつかさどることになり、論理的には繋がるが、違う病態を単一処方で治すのか？　結胸には陥胸湯がよいのではなかったか？　一方、②「…為結胸。…為痞、半夏瀉心湯主之」とすると、こんどは結胸を「主之」するものがないことになってしまう。

宋板では第 149 条にこうある。

（宋板第 149 条）傷寒五六日…若心下満而鞕痛者、此為結胸也、大陷胸湯主之。但満而不痛者、此為痞…宜半夏瀉心湯。

（意訳）
宋板第 149 条　傷寒にかかり 5〜6 日が経過し…、心下に膨満感があって硬く張って痛む場合は「結胸」であり、大陥胸湯がよい。ただ膨満感だけがあって痛みがない場合は「痞」であり…、半夏瀉心湯がよい。

結胸には康治本第 32 条の通り陥胸湯（大陥胸湯）で対応し、痞には半夏瀉心湯（半夏半升洗、黄連 3 両、黄芩 3 両、人参 3 両、乾姜 3 両、甘草 3 両炙、大棗 12 枚擘）で対処するわけだ。このほうが上記②をわかりやすく支持している。

半夏半升洗、黄連三両、黄芩三両、人参三両、乾姜三両、甘草三両炙、大棗十二枚擘。右七味、以水一斗煮、取六升、去滓、再煎、取三升、温服一升、日三服。

> （半夏瀉心湯の作り方）
> 　洗っておいた半夏を半升、黄連を 3 両、黄芩を 3 両、人参を 3 両、乾姜を 3 両、炙っておいた甘草を 3 両、大棗 12 個を引き千切っておいたもの、以上 7 味を用意する。1 斗の水に入れて煮る。6 升になるまで煮込んだら、カスを取り除いて、もう一度煮て、3 升になるまで煮詰まったら、1 升を温かいまま服用する。1 日 3 回服用する。

　現在も半夏瀉心湯は、胃炎や GERD、胃もたれ、下痢など、胃のあたりに何かが痞えている感覚がある様々な胃腸の疾患に頻繁に用いられ有効であり、この感覚を古人は気の痞えと考えたのだろう。この心下痞を瀉すから「瀉心」湯なのだろう。半夏瀉心湯についてはここではいい尽くせないことがあるので、後に再度言及する。

第 36 条　太陽中風、下利嘔逆、発作有時、頭痛、心下痞鞕満、引脇下痛、乾嘔、短気、汗出不悪寒者、表解裏未和也、十棗湯主之。

> （意訳）
> 第 36 条　太陽中風で、下痢や嘔吐が時々起こる病態のうち、頭痛し、心下が痞え硬く膨満した感じがして、脇腹にまで痛みが走り、嘔吐しようとするが吐物はなく、呼吸促迫し、発汗して悪寒がないような者は、体表は治癒しているものの体内がまだ整っていない。このような場合は十棗湯（じっそうとう）がよい。

本条は宋板では第152条に相当するが、

（宋板第152条）太陽中風、下利嘔逆、表解者、乃可攻之、其人漐漐汗出。発作有時、頭痛、心下痞鞕満…（以下同じ）。

> （意訳）
> 宋板第152条　太陽中風で、下痢や嘔吐をしており、表が治っている場合は、この下痢を攻め下してもよく、患者はぶわーっと汗が出て治る。発作が時々起こる病態のうち、頭痛し、心下が痞え硬く膨満した感じがして（以下同じ）。

となっている。これだと「発作有時」の「発作」とは何のことかわからない。康治本だと下利嘔逆の発作だとわかるし、太陽病で表が解したら瀉下してよいのは傷寒論の常識なので、今回ばかりは宋板の蛇足か。

　他の症状のうち心下痞鞕満、引脇下痛は結胸証で、他の症状も胸腹部の水＋熱がワルさをして起こっている可能性がある。水熱を速やかに排出させなければならない。大陥胸湯でもよいのだろうが、下痢が時々起こっている、つまり便秘ではないので大黄を用いず、逐水（水を追い出す）薬の芫花、甘遂、大戟を用いているのだろうか。私もよくわからない。発汗後で悪寒なしということから「表解」していることがわかり、安心して瀉下をかけることはできる。
　十棗湯（大棗10枚擘、芫花熬末1両、甘遂末1両、大戟末1両）は、芫花、甘遂、大戟は煎じ出すことができないので粉末のまま、名前の通り大棗10個を煎じた液に混ぜて服用するものだ。

大棗十枚擘、芫花熬末、甘遂末、大戟末。右四味、以水一升半、先煮大棗、取一升、去滓、内諸薬末等分一両、温服之。

> （十棗湯の作り方）
> 　大棗10個を引き千切っておいたもの、熬って粉末にした芫花を1両、粉末にした甘遂を1両、粉末にした大戟を1両、以上4味を用意する。1.5升の水に、まず大棗を入れて煮る。1升になるまで煮込んだら、カスを取り除

いて、次いで残りの粉末にした薬を1両ずつ入れ、温かいまま服用する。

　しかし、そもそも桂枝湯だって小柴胡湯だって大棗は12個使っていたのだ（ただし1回に服用するのは4個分）。「大棗10個」には胃腸保護や飲みやすさの改善くらいしか期待はできないと思われる。
　なお、十棗湯の逐水作用は強烈であるが、現在保険診療では用いられていないし、現代の臨床上それほど重要な処方とも思えないので、これくらいにしておく。なお「大棗十枝」は「十枚」の間違いであると思われる。

第37条　傷寒、汗出解之後、胃中不和、心下痞鞕、乾噫食臭、脇下有水気、腹中雷鳴下利者、生姜瀉心湯主之。

（意訳）
第37条　傷寒で、発汗し治癒させた後、胃が安定せず食べたものが停滞し、心下が痞えて硬くなり、ゲップがすれば食物の腐敗臭を放ち、横隔膜下に水気があって、雷がとどろくように腹がゴロゴロと鳴って下痢する。このような場合は生姜瀉心湯(しょうきょうしゃしんとう)がよい。

　傷寒発汗後に胃を壊した例である。感冒のときなど食欲が落ちて、食べ物をみるのも嫌だ、ということもあるだろう。私自身には全くない（から痩せないが）…。そういう状態で「腹中雷鳴」、すなわち水様性下痢を起こしている。こういう場合、現在では普通は半夏瀉心湯（第35条）を投与する。なのに生姜瀉心湯（生姜4両切、黄連3両、黄芩3両、人参3両、甘草3両、大棗12枚擘、半夏半升洗）を与えよとある。

生姜四両切、黄連三両、黄芩三両、人参三両、甘草三両灸、大棗十二枚擘、半夏半升洗。右七味、以水一斗煮、取六升、去滓、再煎、取三升、温服一升、日三服。

第 1 部　傷寒論

（生姜瀉心湯の作り方）
　切片にしておいた生姜を 4 両、黄連を 3 両、黄芩を 3 両、人参を 3 両、灸っておいた甘草を 3 両、大棗 12 個を引き千切っておいたもの、洗っておいた半夏を半升、以上 7 味を用意する。1 斗の水に入れて煮る。6 升になるまで煮込んだら、カスを取り除いて、もう一度煮て、3 升になるまで煮詰まったら、1 升を温かいまま服用する。1 日 3 回服用する。

　半夏瀉心湯（半夏半升洗、黄連 3 両、黄芩 3 両、人参 3 両、乾姜 3 両、甘草 3 両灸、大棗 12 枚擘）との違いは生姜瀉心湯（生姜 4 両切）→半夏瀉心湯（乾姜 3 両）だけだ。この時代の生姜は「生のショウガ」のことで、乾姜は現在の「ショウキョウ（乾生姜）」のことだった（第 18 条の解説参照）から、生姜瀉心湯と半夏瀉心湯の区別を云々しても、現在の臨床ではあまり意味がないのだ。半夏瀉心湯で十分だ。

第 38 条　傷寒中風、反二三下之後、其人下利日数十行、穀不化、腹中雷鳴、心下痞鞕満、乾嘔、心煩不得安者、甘草瀉心湯主之。

（意訳）
第 38 条　傷寒であれ中風であれ、誤って 2、3 回下した後、下痢が日に数十行にもなって、食物は消化されず、ゴロゴロと腹鳴がし、心下は痞えて鞕満し、嘔吐しようとするが吐物はなく、胸苦しく精神不安になっている。このような場合は甘草瀉心湯（かんぞうしゃしんとう）がよい。

　「心下痞鞕満、乾嘔、心煩」という結胸の症状が続いているから、陥胸湯が適当、ということになるのだろうか？　いや待てよ。誤って 2、3 回下した後に下痢が止まらなくなったということは、発汗が止まらなくなった桂枝加附子湯（第 7 条）と似た状態である。つまり太陽病→少陰病になったのだ。腹鳴・消化不良があるのに、陥胸湯で水を瀉す必要があるのだろうか。むしろ半夏瀉心湯（第 35

条)、生姜瀉心湯(第37条)などのほうが適切ではないだろうか？

　ところで、第35条で①「…為結胸、…為痞。半夏瀉心湯主之」とすると結胸も痞も半夏瀉心湯がつかさどることになっておかしいのでは、という疑問を呈したが、本条をみるかぎり、結胸なのに半夏瀉心湯で対応できそうだ。第35条は①でよかったのだ。

　ここでは甘草瀉心湯(甘草4両炙、黄連3両、黄芩3両、乾姜3両、大棗12枚擘、半夏半升洗)を用いている。

甘草四両炙、黄連三両、黄芩三両、乾姜三両、大棗十二枚擘、半夏半升洗。右六味、以水一斗煮、取六升、去滓、再煎、取三升、温服一升、日三服。

> (甘草瀉心湯の作り方)
> 　炙っておいた甘草を4両、黄連を3両、黄芩を3両、乾姜を3両、大棗12個を引き千切っておいたもの、洗っておいた半夏を半升、以上6味を用意する。1斗の水に入れて煮る。6升になるまで煮込んだら、カスを取り除いて、もう一度煮て、3升になるまで煮詰まったら、1升を温かいまま服用する。1日3回服用する。

　甘草瀉心湯は、半夏瀉心湯や生姜瀉心湯と構成生薬は非常に似ている。甘草が多く、急迫症状(ひどい下痢)に対応しているのだろう。しかし、おそらく人参3両が脱落している。

(補) 三黄瀉心湯

　さて、この処方は康治本にはないが、宋板には出てくる、現在でも頻用処方のひとつであるので、このあたりで触れておきたい。

(宋板第154条) 心下痞、按之濡、其脈関上浮者、大黄黄連瀉心湯主之。
大黄黄連瀉心湯方
大黄二両、黄連一両。右二味、以麻沸湯二升漬之、須臾絞去滓。分温再服。

(意訳)
宋板第154条　心下部が痞えているが、押さえると柔らかくて力なく、関上の脈が浮である場合は、大黄黄連瀉心湯がよい。
(大黄黄連瀉心湯の作り方)
　大黄2両、黄連1両、以上2味を用意する。麻沸湯2升にこれを漬け、しばらく置いて絞り、カスを取り除いて、2分割し、それぞれ温めて服用する。

ただしこれは、現在は黄芩を入れて三黄瀉心湯として用いられている。

(補) 桂枝人参湯

　この処方も康治本にはないが、宋板には出てくる、現在でも頻用処方のひとつであるので、ここで触れておきたい。

(宋板第163条)　太陽病、外証未除、而数下之、遂協熱而利、利下不止、心下痞鞕、表裏不解者、桂枝人参湯主之。
桂枝人参湯方
桂枝四両 (別切)、甘草四両 (炙)、白朮三両、人参三両、乾姜三両。右五味、以水九升、先煮四味、取五升。内桂、更煮取三升、去滓。温服一升、日再夜一服。

(意訳)
宋板第163条　太陽病で、表証がまだ残っているにもかかわらず、誤って数回瀉下をかけたところ、ついに熱が寒と合わさって下痢が止まらなくなり、心下部は痞えて硬くなり、表・裏ともに治っていない。そういう場合は桂枝人参湯がよい。
(桂枝人参湯の作り方)
　桂枝を4両 (切断してはいけない)、炙っておいた甘草を4両、白朮を3両、人参を3両、乾姜を3両、以上5味を用意する。9升の水に、まず桂枝以外の4味を入れて煮る。5升になるまで煮詰まったら、桂枝を入れ、さ

らに煮て、3升になるまで煮詰まったらカスを取り除いて、1升を温かいまま服用する。夜にもう1回服用する。

第39条　傷寒、胸中有熱、胃中有邪気、腹中痛、欲嘔吐者、黄連湯主之。

（意訳）
第39条　傷寒で、胸中に熱があり、胃中に寒邪があり、腹が痛んで、嘔吐しようとする。このような場合は黄連湯（おうれんとう）がよい。

　本条は誤った治療の結果ではなく、傷寒の自然経過のひとつである。「胸中有熱、胃中有邪気」という部分については、様々な解釈があり、統一的なものはないようである。しかし、少なくとも「胃中の邪気」が「腹中痛・欲嘔吐」の原因であることは担保されているであろう。「胸中の熱」もまた「腹中痛・欲嘔吐」の原因かといわれれば、ここに様々な解釈が出るのだ。だからここではこれ以上タッチしないことにするが、「胃中の邪気」が「腹中痛・欲嘔吐」の原因である以上、この邪は寒邪だろう。
　黄連湯（黄連3両、人参3両、乾姜3両、桂枝3両去皮、甘草3両炙、大棗12枚擘、半夏半升洗）は、半夏瀉心湯（第35条）の黄芩3両→桂枝3両に変わっただけで、後は同じだ。

黄連三両、人参三両、乾姜三両、桂枝三両去皮、甘草三両炙、大棗十二枚擘、半夏半升洗。右七味、以水一斗煮、取三升、去滓、温服一升。

（黄連湯の作り方）
　黄連を3両、人参を3両、乾姜を3両、皮を除去した桂枝を3両、炙っておいた甘草を3両、大棗12個を引き千切っておいたもの、洗っておいた半夏を半升、以上7味を用意する。1斗の水に入れて煮る。3升になるまで煮詰まったら、カスを取り除いて、1升を温かいまま服用する。

「黄芩は体上部の熱を冷まし、桂枝は体下部の（?）寒を温める」ということで、半夏瀉心湯と黄連湯の違いと本条の病態とを説明してみてほしい。

第40条 太陽与少陽合病、自下利者、黄芩湯主之。若嘔者、黄芩加半夏生姜湯主之。

> （意訳）
> 第40条　太陽と少陽の合病で、自下痢するような場合は黄芩湯（おうごんとう）がよい。嘔吐もするような場合は黄芩加半夏生姜湯（おうごんかはんげしょうきょうとう）がよい。

　合病には、両方の特徴を備えるとともに、それ以外の何病にも属さないような症状も出てくるのであった。合病の「自下利」は、太陽・陽明証を帯びたものが葛根湯（第13条）で治療可能だった。今度は太陽・少陽証を帯びた「自下利」が黄芩湯（黄芩3両、芍薬3両、甘草2両炙、大棗12枚擘）で改善するというのだ。

黄芩三両、芍薬三両、甘草二両炙、大棗十二枚擘。右四味、以水一斗煮、取三升、去滓、温服一升。

> （黄芩湯の作り方）
> 　黄芩を3両、芍薬を3両、炙っておいた甘草を2両、大棗12個を引き千切っておいたもの、以上4味を用意する。1斗の水に入れて煮る。3升になるまで煮詰まったら、カスを取り除いて、1升を温かいまま服用する。

　「若」は「if」ではなく「in addition」という意味に理解する。若＝ifの場合、つまり「自下痢→黄芩湯、嘔→黄芩加半夏生姜湯（黄芩湯＋半夏＋生姜）」という解釈が成り立つが、後者が自下痢に効く黄芩湯を含む意味がわからなくなる。もしそうなら、嘔→半夏・生姜（止嘔薬）のみで十分だろう。構成生薬（黄芩3両、芍薬3両、甘草2両炙、大棗12枚擘、半夏半升洗、生姜3両）をみれば、

黄芩加半夏生姜湯は自下痢＋嘔吐に効くというのが一目瞭然だろう。

黄芩三両、芍薬三両、甘草二両炙、大棗十二枚擘、半夏半升洗、生姜三両。右六味、以水一斗煮、取三升、去滓、温服一升。

> （黄芩加半夏生姜湯の作り方）
> 　黄芩を3両、芍薬を3両、炙っておいた甘草を2両、大棗12個を引き千切っておいたもの、洗っておいた半夏を半升、生姜を3両、以上6味を用意する。1斗の水に入れて煮る。3升になるまで煮詰まったら、カスを取り除いて、1升を温かいまま服用する。

第41条　傷寒、脈浮滑、表有熱、裏有寒者、白虎湯主之。

> （意訳）
> 第41条　傷寒で、脈が浮・滑であり、表に熱があり、裏に寒邪があるような場合は、白虎湯がよい。

「傷寒、脈浮…」とくれば、傷寒論を学んでいる医師ならば発汗させたくなるのが人情（？）だが、次に滑脈とある。滑脈は、小さな球が転がるようにコロコロと滑らかに触れる脈で、病が裏（≒体内）にあることを意味するという。そうすると発汗による解表は不適切だということになる。
　では、どんな病が裏にあるかというと、「裏に寒有り」と書いてある。私はこの「寒」を「寒邪」と訳してみた。
　ところが、第10条では白虎加人参湯＝裏熱によい、と説明したことを振り返ってみてほしい。実は第65条にも「傷寒、脈滑厥者、裏有熱、白虎湯主之。」とある。白虎湯は構成生薬（石膏1斤砕、知母6両、甘草2両炙、粳米6合）をみても、石膏・知母という裏熱を冷ます薬が主だ。

石膏一斤砕、知母六両、甘草二両炙、粳米六合。右四味、以水一斗煮、米熟湯成、

去滓、温服一升。

> （白虎湯の作り方）
> 石膏1斤を砕いたもの、知母を6両、炙っておいた甘草を2両、粳米を6合、以上4味を用意する。1斗の水に入れて煮る。米が蒸し上がってスープができあがったら、カスを取り除いて、1升を温かいまま服用する。

　本条は、宋板では、

(宋板第176条)「傷寒、脈浮滑、<u>此以</u>表有熱、裏有寒、白虎湯主之。」

となっている。やはり「表有熱、裏有寒」の表記なのだが、しかしそれは本文であって、校訂者の林億が「これは間違いで、表有寒、裏有熱とすべきだ」と註を入れている。
　こうなると、どうやら「表有寒、裏有熱」が圧倒的に正しいようだ。しかし、そうだとすると「表有寒」に白虎湯を使うのはおかしくないか？　表の寒には麻黄・桂枝という温薬を使うべきだろうから「表有寒」は間違いだろう。ならば「表有熱、裏有熱」とするか？　それなら第42条のように「表裏但熱」と書けばよいはずだから、やはり「表有熱、裏有寒」のままで正しいのだろうか？
　…というように、本条は多くの研究者の議論の的となってきたのだ。これを解決する考え方として、「寒邪が体外から表に取り付いて、悪寒→発熱他の症状を起こし、寒邪は引き続き裏に侵入して行き、表に熱があって裏に寒邪が居座っている状態（表有熱、裏有寒）になった」とすればどうだろう。「表に有るのは熱という"結果"で、裏に有（居）るのは寒邪という"病因"だ」という意味にとるわけだが、実は裏に居る寒邪は、体の気による猛烈な抵抗を受け、激戦の結果、激しい熱が出るのだから、これでよいわけだ。本条の表記は正しいことになる。でも実際は裏も熱が盛んだから、裏に寒邪がいる、などとはとても考えづらく、たいへん屁理屈っぽい。
　実臨床では、次の白虎加人参湯がよく用いられるが、結局上のギロンの結末はどうであれ、現象としては表裏とも熱が席巻しているのである。

このように、古典を真っ向から読むには、結構な読解力と、当時の文章の書き方への知識とが要求されるが、そんなことに臨床家とくに初心者が振り回されるのは時間がもったいない。そんな時間があったら一人でも多く患者を診て治すべきだ！

第 42 条　傷寒、下後不解、熱結在裏、表裏但熱、時時悪風、大渇、舌上乾燥而煩、欲飲水数升者、白虎加人参。

（意訳）
第 42 条　傷寒で、瀉下した後も病が治癒せず、熱が裏に結合してしまい、その結果、表も裏も熱だけがある状態になり、ときに悪風があって、とても口渇し、舌上は乾燥して胸苦しく、水を数升も飲みたくなるような場合には、白虎加人参湯(びゃっこかにんじんとう)がよい。

　「表裏但だ熱のみ」、つまり熱しかないのに「時時悪風」するのはおかしくはないか？という疑問が湧く。前条の「裏有寒」を思い出そう。裏に居るのは病因としての寒邪だが、身体症状としては発熱しているのだ。
　長沢元夫氏は「康治本傷寒論の研究」で、この「時時悪風」は「腎臓がおかされたときに腎臓のうしろの背中の部分に悪風ないし悪寒を生じたものであるから、腎の炎症によって生じた症状の一つである」と書いている。寒邪が裏、とくに腎臓（現在の kidney）に入り込み、本第 42 条では「時時悪風」する程度なのが、次の第 43 条では「背に微かに悪寒がする」くらいまでに腎炎（腎盂腎炎？）が進行している、というのだが、「背の悪寒があれば腎炎」というのはいくら何でもいいすぎだろう。逆は真かもしれないが。
　ちなみに原文では最後に「湯主之」の 3 文字が当然あるべきで、何らかの事情で脱落したものと思われる。

石膏一斤砕、知母六両、甘草二両炙、粳米六合、人参二両。右五味、以水一斗煮、米熟湯成、去滓、温服一升。

> （白虎加人参湯の作り方）
> 　石膏1斤を砕いたもの、知母を6両、炙っておいた甘草を2両、粳米を6合、人参を2両。以上5味を用意する。1斗の水に入れて煮る。米が蒸し上がってスープができあがったら、カスを取り除いて、1升を温かいまま服用する。

　ちなみに、白虎加人参湯（石膏1斤砕、知母6両、甘草2両炙、粳米6合、人参2両）は白虎湯に人参が加わったものだが、腎炎かどうかはともかく、激しい口渇がするほどの高熱が続いたために体力が落ちていることを考慮したものだろうか。あるいは大量の排尿もしくは発汗で水が不足し、それを補う「補津液」作用を人参に期待しているのであろうか。おそらく両方だろう。
　白虎加人参湯は、現在もほてりや口渇、様々な炎症などの治療に用いられている。

五苓散

　口渇といえば、第10条の白虎加人参湯のところで予告していた、五苓散を説明するのを忘れていたので、あわててここで紹介する。
　五苓散は現在もきわめて重要な処方で、多くのバージョンの傷寒論には載っているのだが、康治本には残念ながら載っていない。宋板第71条にはこうある。

（宋板第71条）太陽病、発汗後、大汗出、胃中乾、煩躁不得眠、欲得飲水者、少少与飲之、令胃気和則愈。若脈浮、小便不利、微熱、消渇者、五苓散主之。
五苓散方
猪苓十八銖（去皮）、沢瀉一両六銖、白朮十八銖、茯苓十八銖、桂枝半両（去皮）。
右五味、搗為散。以白飲和服方寸匕、日三服。多飲煖水、汗出愈、如法将息。

> （意訳）
> 宋板第71条　太陽病を発汗させた後、大汗が出て、胃の中が乾き、胸が激しく苦しいので眠ることができず、飲み水を欲しがる場合には、少しずつ与

えて飲ませなさい。胃気を安定させればすぐに治癒する。もし脈が浮で、尿が出ず、微熱がし、とにかく口渇が激しい場合には、五苓散がよい。
(五苓散の作り方)
　皮を除去した猪苓(ちょれい)を18銖、沢瀉(たくしゃ)を1両6銖、白朮(びゃくじゅつ)を18銖、茯苓(ぶくりょう)を18銖、皮を除去した桂枝(けいし)を半両。以上5味を搗いて粉末にする。匙に1杯分を白湯で、1日に3回服用する。白湯をたくさん飲んで、汗が出れば治る。後は常法通り養生する。

　前半は簡単で、太陽病で発汗をかけたら大量に汗が出て、身体中が乾燥したために諸症状が出た場合には、単に水を飲ませればよいという。あたりまえだ。
　後半が少し難しい。「太陽病で発汗をかけてもまだ脈が浮の場合、尿が出ず微熱があり非常に口渇がする場合は、五苓散がよい」という。汗で水が出すぎて、尿が出なくなるほどに体内にはもう水がないのか？

(宋板第72条) 発汗已、脈浮数、煩渇者、五苓散主之。

も、

(宋板第73条) 傷寒、汗出而渇者、五苓散主之。

も同じ内容だ。汗が出終わって口渇がするものに五苓散を、ということだ。
　この疑問は、次の条文を読んで初めて解ける。

(宋板第74条) 中風発熱、六七日不解而煩、有表裏証、渇欲飲水、水入則吐者、名曰水逆、五苓散主之。

(意訳)
宋板第74条　太陽病の中風になり、6〜7日治らずに胸苦しく、表証・裏証ともにあり、口渇して水を飲みたいが、飲み込むとすぐに吐いてしまうよ

うな場合は、水逆と呼ばれるものであり、五苓散がよい。

　つまり、「太陽病→発汗→依然として脈は浮のまま（表証あり）・口渇・尿が出ない・水を飲むと吐く」のだから、体内に水がないわけではなく、むしろ胃のあたりには水が過剰で、もはや飲水を受け付けない（水逆）のだ。けれども、口や膀胱には水がないので、口渇・尿不利になるわけだ。水のいちじるしい偏在である。

　五苓散は、心下の水を全身に分配したり、水を膀胱に集めて排泄したりすることによって、現在でも悪心・嘔吐、めまい、下痢、片頭痛、浮腫など、水の偏在と考えられる様々な病態に効果がある。茯苓・猪苓・白朮・沢瀉・桂枝のいずれもが共通の利水作用をもつが、とくに猪苓には利尿作用が強い。茯苓・白朮は前出のとおり「水をさばく」のだが、具体的には胃内の水を小腸へ転送したりするのだろう。

第43条　傷寒、無大熱、口煩渇、心煩、背微悪寒者、白虎加人参湯主之。

（意訳）
第43条　傷寒で、熱はあるがそれほどではなく、口渇が甚だしく、胸苦しく、背中に微かに悪寒するような場合は、白虎加人参湯がよい。

　前条で説明した状態からさらに病が進行したものが本条である。口渇は「大渇」から「口煩渇」へと少しレベルダウンしており、熱も「熱結在裏、表裏但熱」から「無大熱」へと軽めになっている。全体に症状は軽快しているようにみえる。
　熱が薄くなってきているということは、気と邪の争いが収まってきているということなのだが、しかしこれは決して気が勝利を収めつつあるというケースばかりではない。邪が気を凌駕して、もはや気の抵抗力が削がれてきているということもあり、ここでは後者の意味なのである。「時時悪風」が「背微悪寒」へ、つまり悪風→悪寒となっていて、これはむしろ病の重症化をうかがわせる。つまり

気が弱体化しているので、これに援軍を送る意味でも人参を加える必要がある。

　以上のことは、第53条「少陰病、口中和、其背悪寒者、附子湯主之。」からも支持されるだろう。「背悪寒」まで行くと（もはや微悪寒ではないことに注意）、附子湯で強烈に温めなければならないほどの状態なのだ。

(補) 炙甘草湯

　さて、この処方は康治本にはないが、宋板には出てくる、現在でも頻用処方のひとつであるので、このあたりで触れておきたい。

(宋板第177条) 傷寒、脈結代、心動悸、炙甘草湯主之。
炙甘草湯方
甘草四両（炙）、生姜三両（切）、人参二両、生地黄一斤、桂枝三両（去皮）、阿膠二両、麦門冬半升（去芯）、麻仁半升、大棗三十枚（擘）。右九味、以清酒七升、水八升、先煮八味、取三升、去滓、内膠烊消尽。温服一升、日三服。一名復脈湯。

(意訳)
宋板第177条　傷寒で、不整脈があり、動悸がする場合は、炙甘草湯がよい。
(炙甘草湯の作り方)
　炙っておいた甘草を4両、切片にしておいた生姜を3両、人参を2両、生地黄を1斤、皮を取り除いた桂枝を3両、阿膠を2両、芯を除去した麦門冬を半升、麻子仁を半升、大棗30個を引き千切っておいたもの、以上9味を用意する。清酒7升と水8升とで、まず8味を煮る。3升になるまで煮詰めたら、カスを取り除き、阿膠を入れて完全に溶かす。1升を温かいまま服用する。日に3回服用する。復脈湯と呼ばれることもある。

陽明病

第44条　陽明之為病、胃実也。

(意訳)
第44条　陽明(ようめい)の病というのは、胃に邪が充実した状態である。

本条は第1条と同じスタイルの文章だ。陽明病の大綱を述べている。宋板では、

(宋板第180条)　陽明之為病、胃家実是也。

となっていて、ここでも林億による「一説には胃家"寒"である」という註がついている。諸説みていると、「家」には意味はないようだ。「是」もなくても意味が通じるので、康治本のままでよいわけだ。

さて、漢方の臓腑は現代の臓器とは違うとよくいうが、「胃」は当時の何を指していたのだろうか。「黄帝内経霊枢(こうていだいけいれいすう)」腸胃篇第三十一には「胃紆曲屈、伸之長二尺六寸、大一尺五寸、径五寸、大容三斗五升」と書いてあり、これは胃の形状、サイズ、容量についての詳細な記載だ。おそらく実際に解剖して測定したのだろう。容積は、実際にマスで水を入れて測ったのだろう。少なくとも、ここで胃といわれればstomachのことと取ってもよいであろう。

つまり、胃に何かが「充実」している。"何か"とは、普通ならば「昨日の晩に食べたアレかな？」ということになるだろうが、ここは陽明病について論じているわけで、病気(傷寒)のことが話題なのだ。しかも陽明病は、太陽病に続く第2ステージなのだから、胃に充実しているのは邪だ。邪が体表面に取り付いて、発熱悪寒を伴う表証を呈したのが太陽病だった。邪が体の裏、胃腸に取り付いて、悪寒はなく発熱のみで、これから紹介していくように便秘を中心とする裏証を呈

するようになったのが陽明病というわけだ。

　林億のいうように、胃家"寒（邪）"であってもよいわけだ。寒邪が体の気（正気）の抵抗を猛烈に受けて、両者で激しい戦闘状態になっている状態、したがって激しい熱をきたす状態、それが陽明病なのだ。

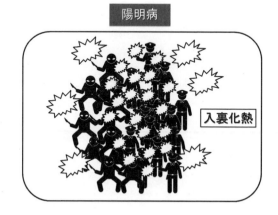

第45条　陽明病、発熱、汗出、譫語者、大承気湯主之。

（意訳）
第45条　陽明病で、発熱して汗が出て、うわごとを発するような場合は、大承気湯（だいじょうきとう）がよい。

　前条の大綱のとおり、陽明病は胃実だった。もちろん発熱するが、高熱が続いてやがて発汗が始まれば、この後は大量に汗を失い、水分を喪失するので便は硬くなる。まあ便秘だ。しかし陽明病＝便秘、ではない。本条のように、たんなる便秘でうわごとを発していたら、漢方外来はうわごと患者であふれてしまう。

　便秘に大承気湯（大黄4両洗、厚朴半斤炙去皮、枳実5枚炙、芒硝3合）を使用することはできるし、現在もそういう使われ方がされているが、もともと傷寒論的に大承気湯は、傷寒による便秘がさらに進行して譫語（せんご）（うわごと）、すな

わち意識障害が出現する頃に用いる処方だ。

　本条に相当する条文は宋板にはみあたらないが、「譫語」に関しては宋板第210条〜221条にわたっていくつか書いてあり、いずれも意識障害を起こしているのでこれは重症である。だから、

(宋板第253条) 陽明病、発熱、汗多者、急下之、宜大承気湯。

とか、

(宋板第254条) 発汗不解、腹満痛者、急下之、宜大承気湯。

のように「重症になる前に急いで瀉下しておけ！」という指示もあるのだ。

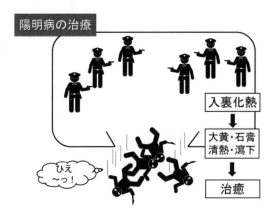

大黄四両酒洗、厚朴半斤炙去皮、枳実五枚炙、芒硝三合。右四味、以水一斗、先煮厚朴枳実、取五升、内大黄更煮、取二升、去滓、内芒硝、更上微火一両沸、分温再服。

> （大承気湯の作り方）
> 　酒で洗っておいた大黄を4両、炙って皮を除去した厚朴を半斤、炙っておいた枳実を5個、芒硝を3合、以上4味を用意する。1斗の水に、まず

厚朴、枳実を入れて煮る。5升になるまで煮込んだら、次いで大黄を入れ、2升になるまで煮詰まったら、カスを取り除いて、芒硝を入れ、さらにとろ火で沸騰させ、2分割し、それぞれ温めて服用する。

くどいようだが、陽明病≠便秘である。便秘は本来、陽明病の諸症状のひとつにすぎない。大承気湯は現在のように、「便秘です！」と外来に一人で歩いてこれるような患者に使うものではないのである。しかし悲しいかな、大承気湯エキスは、配合生薬量が傷寒論よりもずっと少なめ（ダイオウ 2.0 g/日）で、結構軽めの便秘薬として使われている。

小承気湯（しょうじょうきとう）というのも宋板には出てくる。中身は大黄4両洗、厚朴2両炙去皮、枳実3枚炙と、大承気湯から芒硝（硫酸マグネシウム）を除いて、厚朴・枳実という「気を押し下げる」薬を軽めにしてある。小承気湯はエキスにはないが、その応用編の麻子仁丸（ましにんがん）（宋板第247条。麻子仁2升、芍薬半升、枳実半斤炙、大黄1斤去皮、厚朴一尺炙去皮、杏仁1升去皮尖熬別作脂）のほうが、エキスでは便秘薬としては強力（ダイオウ 4.0 g/日）だ。

第46条　陽明病、発熱、但頭汗出、渇、小便不利者、身必発黄、茵蔯蒿湯主之。

（意訳）
第46条　陽明病で、発熱し、頭だけ汗をかいて、口渇して、尿が出ないものは、身体に必ず黄疸が出てくる。このような場合は茵蔯蒿湯（いんちんこうとう）がよい。

本条では、裏・内部にある熱が上のほうへ上がっていくためか、頸より上だけに汗をかいて口渇するというのである。尿が出ないのは、汗で水分が飛んでしまっているのか。当然だが便秘もしているはずだ。そうすると黄疸が必発だという。考えてみれば、寒邪が正気の抵抗により熱を発して体内で暴れているのだが、これを放置しておけば熱が全身に及び、これ（＝及んだ熱）が黄疸と考えられたの

だろうか。宋板では、

（宋板第260条）傷寒七八日、身黄如橘子色、小便不利、腹微満者、茵蔯蒿湯主之。

> （意訳）
> 宋板第260条　傷寒にかかり7～8日が経過し、全身が黄色くてミカンのような色になっており、尿は出ず、腹が少し膨満する場合は、茵蔯蒿湯がよい。

とも書いてある。全身がオレンジ色になるというのだ。もちろん、黄疸はビリルビンの血中濃度の上昇によるもので、肝機能障害の結果なのであるが、本条の病態は現在の急性肝炎かもしれない。

茵蔯蒿六両、梔子十四箇擘、大黄二両酒洗。右三味、以水一斗二升、先煮茵蔯蒿、減二升、内梔子大黄、煮取三升、去滓、分温三服。

> （茵蔯蒿湯の作り方）
> 茵蔯蒿（いんちんこう）6両、山梔子14個を引き千切っておいたもの、酒で洗っておいた大黄を2両、以上3味を用意する。1斗2升の水に、まず茵蔯蒿を入れて煮る。2升が減ったら山梔子、大黄を入れ、3升になるまで煮詰まったら、カスを取り除いて、3分割し、それぞれ温めて服用する。

茵蔯蒿湯（茵蔯蒿6両、梔子14箇擘、大黄2両酒洗）は、茵蔯蒿の作用が今ひとつわかりにくいが、どうやら胆汁の血液への流入を消化管の方向へ向け、これで結果として減黄するらしい。この熱は、大黄で瀉下して肛門から、（山）梔子で尿から、それぞれ逃がすというわけだ。漢方的に表現すると、そういうことになるだろう。

（補）梔子柏皮湯

さて、この処方は康治本にはないが、宋板には出てくる、現在でも頻用処方のひとつであるので、このあたりで触れておきたい。

（宋板第261条）傷寒、身黄、発熱、梔子柏皮湯主之。
梔子柏皮湯方
肥梔子十五個（擘）、甘草一両（炙）、黄柏二両。右三味、以水四升、煮取一升半、去滓。分温再服。

> （意訳）
> 宋板第261条　傷寒で、全身が黄色になり、発熱する場合は、梔子柏皮湯がよい。
> （梔子柏皮湯の作り方）
> 　丸々とした山梔子15個を引き千切っておいたもの、炙っておいた甘草を1両、黄柏を2両。以上3味を用意する。4升の水に入れて煮る。1.5升になるまで煮詰まったら、カスを取り除いて、2分割し、それぞれ温めて服用する。

第47条　三陽合病、腹満、身重、難以転側、口不仁、面垢、遺尿、発汗、譫語、下之、額上生汗、手足逆冷、若自汗出者、白虎湯主之。

> （意訳）
> 第47条　三陽の合病では、腹満し、体が重く感じ、そのため横になって寝返りを打つのも困難で、口は麻痺して、顔には垢がつき、遺尿し、発汗させるとうわごとをいい、下すと額に汗が出て手足は先端から冷えてくる。もし自汗も出るような場合は、白虎湯がよい。

合病については以前（第13・14・40条）述べた。それらを踏まえると、三陽合病とは、太陽証・陽明証・少陽証が合わさり、さらにいずれにも属さないよ

うな症状も出ることがある、ということになる。

　面垢＝顔に垢がつくということは、新陳代謝が盛んなことである。これは私自身幼少時に経験があって、インフルエンザか何かで何日か寝込んでいたとき、汗ばかりかいていたのだが、顔が痒いのでふと鼻翼の両側を指で掻くと、指先に垢がドッサリ付いてきてたまげたことがある。

　三陽の合病は、表証があって発熱していても発汗してはいけない。また、腹満があっても瀉下してはだめだ。いずれも体内の水をさらに捨ててしまうことになるからだ。無理な発汗→譫語、無理な瀉下→手足逆冷、となって、どちらも危篤な状態に陥ってしまう。だからこういう場合には、水をキープもしくは増やす作用があって、清熱作用もあるような処方が適当ということになり、白虎湯がそれにピッタリというわけだ。

　なぜ白虎湯というのかは、以前第16条で触れたが、「白い石膏を多く含む処方」ということからも名付けられたはずだ。ちなみにホワイトタイガーは、国際自然保護連合が絶滅危惧種に指定している。漢方薬だって十分絶滅が危惧されるのだが…。

少陽病

第48条　少陽之為病、口苦、咽乾、目眩也。

(意訳)
第48条　少陽（しょうよう）の病というのは、口が苦く、咽が乾き、眼がくらくらするような状態である。

　この条文は少陽病の大綱を述べたものである。宋板でもこの通り（第263条）なのだが、しかし少陽病に関しては傷寒論では謎が多いところだ。初心者の明日からの臨床には直結しないが、せっかくだからいくつか挙げてみよう。

<謎①>「少陽病編」が短すぎる
　宋板の「少陽病編」は、正式には「第九 弁少陽病脈証并治」というのだが、傷寒論本文全398条中わずか10条、2.5%が割かれているだけである。康治本には「〜病編」というのはないが、少陽病のところにはたった1条、本条だけしかない。
　じゃあ、少陽病は重要ではないのかというとそうではない。実は太陽病のところでも、少陽病に変化している局面についてはいくつか書かれていて（どれがそれに相当するのかは自分で探してほしい）、「そうそう、そういえば少陽病についてはその都度触れてきたけれどね、ちゃんと説明しておくとこうなるのさ」みたいなのが本条だと思ってもらえばよい。

<謎②>　大綱の後に処方が続かない
　先に述べたように、次条（第49条）はもう太陰（たいいん）病の話になっている。太陽病では桂枝湯、葛根湯、麻黄湯など、陽明病では大承気湯、茵蔯蒿湯、白虎湯な

どが大綱の後に続いたのに、少陽病についてはいわゆる少陽病の基本処方の記載がない。第 26 条の小柴胡湯など、すでに論じ尽くしたから、本条で再度触れるまでもないので省略、ということかもしれない。

　内容豊富な宋板でも、少陽病のところには小柴胡湯 1 処方のみが挙げられているだけだ（第 266 条）から、これが少陽病の基本処方というか少陽病に用いられる唯一の処方なのか？　…ホントにそうだろうか？

＜謎③＞ 少陽病は胸～脇のあたりが病むはずなのだが、本条には咽・喉頭から上の部分の症状しか書かれていない

　第 26 条の小柴胡湯のところで示した通り、少陽病は胸～脇のあたりの症状（胸脇苦満など）が出る病なのだが、本条にはそういう表現は皆無だ。本条の 3 つの症状は、太陽病のそれでもなければ、陽明病のそれでもない。だから少陽病なのかといわれればそれまでだが、陰病にまでは至っていないのは確かだ。

　ただ、実際にこういう症状がセットになって表れている患者は確かにいるわけで、実臨床からは疑う余地もない。こういうケースでは、単に太陽病に対する発汗・陽明病に対する瀉下では治らない。先に述べたように、こういう患者には小柴胡湯を投与すればよく、これで治ることは漢方臨床家なら誰でも知っているはずだ。

　さて、先の宋板第 266 条だが、

（宋板第 266 条）本太陽病不解、転入少陽者、脇下鞕満、乾嘔不能食、往来寒熱、尚未吐下、脈沈緊者、与小柴胡湯。

となっている。

　　（意訳）
　　　もともと太陽病だったのが治癒せず、少陽に転入してしまった場合は、季肋部が硬く膨満し、オエッとからえずきがして食べることができず、寒気と熱感が交互に襲ってきて、いまだに吐いたり下痢したりはせず、脈が沈で緊

であるような場合は、小柴胡湯を与えてみよ。

という感じになる。「口苦、咽乾、目眩」以外にもちゃんと、症状がどっさり書かれている。

　康治本でも第26〜28条で、小柴胡湯とその使用についてすでに触れてきたが、小柴胡湯は柴胡8両、人参3両、黄芩3両、甘草3両炙、半夏半升洗、生姜3両切、大棗12枚擘からなる。柴胡・黄芩が清熱作用をもち炎症を抑え、これが熱による「咽乾」に対応する。半夏・生姜は制吐し、胃液もしくは胆汁の逆流による「口苦」に対応する。人参・甘草・大棗は脾胃を改善し、消化・免疫を鼓舞する。こういう治療法を、汗・吐・下法ではなく、和法という。

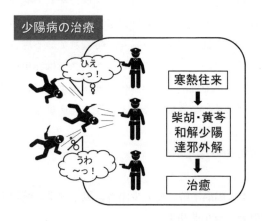

　なお、小柴胡湯は以上のような作用をもつので、呼吸器、消化器、免疫・アレルギーなど、様々な分野の様々な疾患の基礎処方として幅広く用いられている…はずなのだが、いまだに一部の治療家には「慢性肝炎の薬」という、非常に限定的な、残念な使い方に終始されているようだ。

＜謎④＞　そもそも、太陽病→陽明病→少陽病という順序がおかしい？
　臨床の経過をみていると、「悪寒＋発熱」の太陽病期の次に、「往来寒熱」してきわめて短時間に起こる transient な少陽病期を経て、熱オンリーの陽明病期に

至る。先の宋板第266条にだってそう書いてある。ところが本書の最初のほうでも触れたように、傷寒論はどの版をみても登場順は、「太陽病→陽明病→少陽病→太陰病→少陰病→厥陰病」となっている。陽明病と少陽病の順序が違うのである。なぜそうなっているのか。

　東洋医学では、表裏というのはあくまでも相対的なもので、「何に対して表なのか、裏なのか」が場合により変わる。臨床を踏まえて、表（太陽）に対して裏（陽明）と考えると、少陽病は「表」の太陽病（表寒証）より深くて「裏」の陽明病（裏熱証）より浅いから、「半表半裏証」になる。

　しかし、表（三陽）に対して裏（三陰）と考えて、少陽を表と裏の境界に据える（つまり三陽の最後に少陽をもってくる）と、傷寒論の記載順の通りに収まる。しかも、少陽＝半表半裏のままでいいことになる。しかし、臨床の経過をみているとやはりそうではないから、この説の「無理やり感」は否めない。

　少陽病はtransientだから本筋ではなく、後回しにしたのだ、という説も聞いたことがあるが、これはアンマリで少陽病に対して失礼（！）だ。

　結局、定説・定見はなさそうだ。傷寒論では病の伝変が大事、とかいいながらこの有様では、学ぶ人は面食らってしまうだろう。この後は研究者の方々に任せて、われわれ臨床家は患者の実際の状態を診て治療（処方）していくしかない。まさに「書を捨てよ、臨床へ出よう」だ。

太陰病

第49条　太陰之為病、腹満而吐、自利也。

（意訳）
第49条　太陰（たいいん）の病というのは、腹が膨満して嘔吐したり、自然に下痢したりする状態である。

　本条は太陰病の大綱を述べたものである。腹満するうえに便秘があると、熱証で、陽明病の特徴であった。一方、腹満に嘔吐・自利となると寒証であり、陰病の症状である。太陰病は陽明病と同じ部位が冒されるが、症状が丸反対だ。宋板では、本条に次条の一部を取り込んだような条文となっている。次条でまとめて話そう。

第50条　太陰病、腹満而吐、食不下、自利益甚、時腹自痛者、桂枝加芍薬湯主之。大実痛者、桂枝加芍薬大黄湯主之。

（意訳）
第50条　太陰病で、腹満して嘔吐し、食べるものが胃から下へ降りて行かないのに、自然に下痢していたのがますますひどくなり、ときに腹痛がする場合は、桂枝加芍薬湯（けいしかしゃくやくとう）がよい。非常に痛がる場合は桂枝加芍薬大黄湯（けいしかしゃくやくだいおうとう）がよい。

　こういう状態では、胃に何かがあるのだ。だから何か食べても降りては行かず、吐いてしまうのだ。食べたものが胃腸をスルーして排泄されるならばまだわかる

が、本条・前条の自利はそうではなく、腸は腸で（胃からの食物消化物が降りてこなくても）勝手に下痢してしまうというのだ。これがつまり寒証で、胃に寒があるのだ。陽明病では、邪は人体の気（正気）の激しい抗戦に遭い、そこで高熱を発していたが、太陰病になると正気はすっかり弱体化し、発熱はもうせず、邪（寒邪）本来の性質が現れてくるのだ。

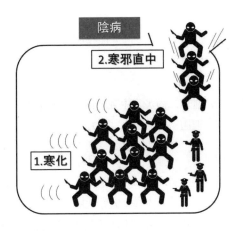

前条と本条は、宋板では次の2条のように合体後分散（＋α）されている。

（宋板第273条）太陰之為病、腹満而吐、食不下、自利益甚、時腹自痛。若下之、必胸下結鞕。

（意訳）
宋板第273条　太陰病で、腹満して嘔吐し、食べるものが胃から下へ降りて行かないのに、自然に下痢していたのがますますひどくなり、ときに腹痛がする。これを瀉下させれば、必ず季肋下部が硬くなって痛む。

（宋板第279条）本太陽病、医反下之、因爾腹満時痛者、属太陰也、桂枝加芍薬湯主之。大実痛者、桂枝加大黄湯主之。

(意訳)
宋板第 279 条　もともと太陽病なのに、医者が間違ってこれを瀉下し、これが原因で腹満してときに腹痛がするようになった場合は、太陰病になっているのである、桂枝加芍薬湯がよい。非常に痛がる場合は、桂枝加大黄湯(けいしかだいおうとう)がよい。

宋板では「桂枝加大黄湯」、康治本では「桂枝加芍薬大黄湯」であるが、同じものである。現在は後者で呼ばれる。

桂枝三両去皮、芍薬六両、甘草二両炙、生姜三両切、大棗十二枚擘。右五味、以水七升煮、取三升、去滓、温服一升。

(桂枝加芍薬湯の作り方)
　皮を除去した桂枝を 3 両、芍薬を 6 両、炙っておいた甘草を 2 両、切片にしておいた生姜を 3 両、大棗 12 個を引き千切っておいたもの、以上 5 味を用意する。7 升の水に入れて煮る。3 升になるまで煮詰まったら、カスを取り除いて、1 升を温かいまま服用する。

　桂枝加芍薬湯の中身は桂枝湯＋芍薬というより、桂枝湯にもともと入っている芍薬を増量したものだ。つまり芍薬の作用を期待したいのだ。ここでは腹の張りと痛み（疝痛）を抑えるのだ。現在も条文通り「腹満＋嘔吐＋自利」の症状に用いる。病名でいえば過敏性腸症候群に頻用される。
　桂枝加芍薬大黄湯（桂枝加芍薬湯＋大黄二両酒洗であとは桂枝加芍薬湯と作り方は同じ）は、現在は単なる便秘薬の一種のように用いられるきらいがあるが、条文では「腹満＋嘔吐＋自利＋大実痛」に用いるべしと書いてある。どこにも便秘用とは書いていない。桂枝加芍薬湯がベースになっていることをよく考えよう。ここでは「寒邪を早く追い出そう」、つまり「大いに実して痛みを起こすような寒邪は、大黄で瀉下させてしまおう！」という考えがあって、臨床的には、下痢していても何だかまだ便が残っているような状態（tenesmus＝渋り腹）に使う。

それにしても、太陽病・表証に用いた桂枝湯の、芍薬を倍増しただけの桂枝加芍薬湯は、一転して太陰病・裏証に用いられるというのだから、何だか煙に巻かれたような気がしてしまう。しかも実際にそれぞれがそうやって効くのだから、全く文句の付けようがない。傷寒論恐るべしである。

少陰病

第51条　少陰之為病、脈微細、但欲寐也。

(意訳)
第51条　少陰の病というのは、脈は大変弱くて細くしか触れず、意識が朦朧として嗜眠するだけのような状態である。

本条は少陰病の大綱とされる。「○○之為病～」と、おなじみの形式で書かれている。

さて、一読して患者は危険な状態だということがわかる。血圧が低下してpulseがほとんど触れずに意識低下・混濁しているのだ。

本条は「少陰病は、脈は太陽病や陽明病のようにバンバン激しいわけじゃないし、他にも何という目立った症状もないから、軽い風邪でも引いたのかな。ただ、かったるいから、ちょっと横にでもなっていようかなあ（麻黄附子細辛湯でも飲んで）～みたいな状態」というふうに訳されることもあるし、そう聞いた人のほうが多いだろう。えらい違いだ。

康治本では、麻黄附子細辛湯は登場しない。これは現在でも非常に重宝する処方なので、ここも康治本の惜しいところだ。宋板では、「麻黄細辛附子湯」として登場する。

(宋板第301条)　少陰病始得之、反発熱、脈沈者、麻黄細辛附子湯主之。
麻黄細辛附子湯方
麻黄二両（去節）、細辛二両、附子一枚（炮、去皮、破八片）。右三味、以水一斗、先煮麻黄、減二升、去上沫、内諸薬、煮取三升、去滓。温服一升、日三服。

第1部　傷寒論

> （意訳）
> 宋板第301条　少陰病に初めてかかり、悪寒がするどころかかえって発熱がし、脈が沈である場合には、麻黄細辛附子湯（まおうさいしんぶしとう）がよい。
> （麻黄細辛附子湯の作り方）
> 　節を除去した麻黄を2両、細辛を2両、火で焙じて皮を除いて8つに割いておいた附子を1個。以上3味を用意する。1斗の水に、まず麻黄を入れて煮る。2升が減るまで煮込んだら、浮かんだ泡を取り除く。次いで残りの薬を入れ、3升になるまで煮詰まったら、カスを取り除いて、1升を温かいまま服用する。1日3回服用する。

となっている。麻黄細辛附子湯（麻黄2両去節、細辛2両、附子1枚炮皮破8片）は、要は病にかかったかと思えば太陽病ではなくていきなり少陰病になった（少陰に寒邪が直中した）ケースに使う。少陰病だから普通は発熱がないが、この場合は太陽を通り抜ける際に一瞬だけ正気の抵抗に遭ったため、発熱がみられたのだが、その後患者は基本的に寒がる。

　現在では感冒の初期、しかもパーッと発熱してぶるっと悪寒がして、脈浮であるような太陽病ではなくて、何かだるいなあ、というくらいの感冒に用いる。麻黄、細辛、附子とも温める薬で、麻黄だけは表にも効くが、後の2つは裏、内部に効く。麻黄湯と並んで、感冒様症状の治療になくてはならない処方だ。

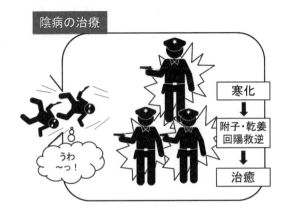

第52条　少陰病、心中煩、不得眠者、黄連阿膠湯主之。

(意訳)
第52条　少陰病で、胸がザワザワと苦しく、眠れない場合は、黄連阿膠湯がよい。

あれ？　少陰病の大綱では嗜眠ではなかったか？　今度は逆に不眠とのこと…。宋板では本条は、

(宋板第303条) 少陰病、得之二三日以上、心中煩、不得臥、黄連阿膠湯主之。

となっていて、大綱よりはまだ回復力があり、それほどヤバくないようだが、発症後日が経過していることから、徐々に水が失われているので、虚熱が上に上がっていくため、煩が起こるのだろう。

黄連四両、黄芩二両、芍薬二両、鶏子黄二枚、阿膠三両。右五味、以水六升、先煮三物、取二升、去滓、内膠、烊盡、小冷、内鶏子黄、攪令相得、温服七合、日三服。

(黄連阿膠湯の作り方)
　黄連を4両、黄芩を2両、芍薬を2両、鶏卵の黄身を2個、阿膠を3両、以上5味を用意する。6升の水に、まず黄連、黄芩、芍薬を入れて煮る。2升になるまで煮込んだら、カスを取り除いて、次いで阿膠を入れて完全に溶かし、少し冷ましてから卵黄を入れ、かき混ぜる。7合を温かいまま服用する。1日に3回服用する。

黄連阿膠湯（おうれんあきょうとう）（黄連4両、黄芩2両、芍薬2両、鶏子黄2枚、阿膠3両）は、清熱薬2つに滋陰清熱の3薬が加わっている。なかなか美味しそうな中華風卵スープといった感じであるが、とくに動物性食品の卵黄・阿膠は栄養価が高く、栄養補給とも考えられる。

第53条　少陰病、口中和、其背悪寒者、附子湯主之。

(意訳)
第53条　少陰病で、口の中に異常がなく、背中に悪寒がするような場合は、附子湯がよい。

「背悪寒」は白虎加人参湯（第43条）にもあった。白虎加人参湯は陽明病用で、「口煩渇」があり熱証であったが、本条の附子湯では「口中和」であって「口煩渇」がないから、熱証ではない。すなわち「背悪寒」は寒によることになる。

附子湯（附子2枚炮去皮破8片、白朮3両、茯苓3両、芍薬3両、人参2両）は、真武湯の生姜を人参に代え、滋陰作用を期待したものだ。

附子二枚炮去皮破八片、白朮三両、茯苓三両、芍薬三両、人参二両。右五味、以水八升煮、取三升、去滓、温服八合、日三服。

(附子湯の作り方)
附子2個を火で焙じて皮を除いて8つに千切っておく。白朮を3両、茯苓を3両、芍薬を3両、人参を2両、以上5味を用意する。8升の水に入れて煮る。3升になるまで煮詰まったら、カスを取り除いて、8合を温かいまま服用する。1日3回服用する。

ただし附子は倍量で、主薬となり、裏を温める作用がパワーアップしている。宋板では「附子湯主之」の前に「当灸之」が挿入されて（宋板第304条）、お灸を用いてやはり温めるのだ。

第54条　少陰病、身体疼、手足寒、骨節痛、脈沈者、附子湯主之。

(意訳)
第54条　少陰病で、体がズキズキ痛み、手足が冷たく、節々が痛み、脈が

沈である場合は、附子湯がよい。

「骨節痛」までの症状は、陽病にもみられた（cf. 第15条 麻黄湯）。脈沈から陽病でなくて陰病だとわかるのだ。そうすると、体痛、骨節痛は寒によるものとわかるから、附子湯で温めるのだ。麻黄湯の身体痛・骨節痛は水毒によるものだった。附子湯も同じように水毒が関わっているかもしれない。そうだとすると、茯苓・白朮といった利水薬が配合されている理由がよくわかる。

第55条　少陰病、下利便膿血者、桃花湯主之。

（意訳）
第55条　少陰病で、下痢して膿血便が出るような場合は、桃花湯（とうかとう）がよい。

少陰病の下痢で粘血便を伴うものがあるという。現在の炎症性胃腸疾患（潰瘍性大腸炎、クローン病など）の一部であろうか。

赤石脂一斤一半全用一半篩末、乾姜一両、粳米一升。右三味、以水七升煮、米熟湯成、去滓、内赤石脂末、温服七合、日三服。

（桃花湯の作り方）
赤石脂（しゃくせきし）を1斤用意し、その半分はそのまま丸ごと用い、もう半分は篩で振るって粉末にしておく。乾姜を1両、粳米を1升、以上3味を用意する。7升の水に、まず丸ごとの赤石脂、乾姜、粳米を入れて煮る。米が炊き上がって粥のようになったら、カスを取り除いて、粉末にした赤石脂を入れ、7合を温かいまま服用する。1日3回服用する。

桃花湯（赤石脂1斤1半全用1半篩末、乾姜1両、粳米1升）は、赤石脂に止血、収斂作用があり、この処方の主薬である。乾姜で温め、粳米でも止瀉する。

エキスにはない処方である。

第 56 条　少陰病、吐利、手足逆冷、煩躁欲死者、呉茱萸湯主之。

> （意訳）
> 第 56 条　少陰病で、嘔吐・下痢があり、手足は末端から冷え、今にも死にそうなくらい悶え苦しむ場合は、呉茱萸湯（ごしゅゆとう）がよい。

嘔吐＋下痢があり、太陰病かなと一瞬思うが、冒頭には少陰病と書いてある。寒邪が胃にあるために嘔吐し、また下痢し、寒のせいで手足が逆冷するのはわかる。また、下半身の寒に対して気（熱）が制御を受けなくなって上昇し、頭痛を起こすのだろう。

呉茱萸一升、人参二両、大棗十二枚擘、生姜六両。右四味、以水七升煮、取二升、去滓、温服七合、日三服。

> （呉茱萸湯の作り方）
> 　呉茱萸を 1 升、人参を 2 両、大棗 12 個を引き千切っておいたもの、生姜を 6 両、以上 4 味を用意する。7 升の水に入れて煮る。2 升になるまで煮詰まったら、カスを取り除いて、7 合を温かいまま服用する。1 日 3 回服用する。

呉茱萸湯（呉茱萸 1 升、人参 2 両、大棗 12 枚擘、生姜 6 両）は、主薬の呉茱萸が胃を温めて制吐する作用をもち、生姜もこれに準ずる。

第 57 条　少陰病、咽痛者、甘草湯主之。

> （意訳）

第 57 条　少陰病で、咽が痛む場合は、甘草湯（かんぞうとう）がよい。

少陰病でなくても、咽頭痛がすれば用いてよいが、副作用の偽アルドステロン症を懸念して現在あまり用いられない。本条は宋板では、

(宋板第 311 条) 少陰病二三日、咽痛者、可与甘草湯。不差、与桔梗湯。
桔梗湯方
桔梗一両、甘草二両。右二味、以水三升、煮取一升、去滓。温分再服。

> （意訳）
> 宋板第 311 条　少陰病になり 2〜3 日が経過し、咽が痛む場合は、甘草湯を投与してよい。しかしそれでも寛解しない場合は、桔梗湯（ききょうとう）を投与せよ。
> （桔梗湯の作り方）
> 　桔梗を 1 両、甘草を 2 両。以上 2 味を用意する。3 升の水に入れて、1 升になるまで煮詰まったら、カスを取り除いて、2 分割し、それぞれ温めて服用する。

となっている。

甘草二両。右一味、以水三升煮、取一升二合、去滓、温服七合、日三服。

> （甘草湯の作り方）
> 　甘草を 2 両、以上 1 味を用意する。3 升の水に入れて煮る。1 升 2 合になるまで煮詰まったら、カスを取り除いて、7 合を温かいまま服用する。1 日 3 回服用する。

「甘草湯（甘草 2 両）でも治らない場合に与えよ」とある桔梗湯（桔梗 1 両、甘草 2 両）のほうがむしろ扁桃炎・扁桃周囲炎によく用いられる。

第58条　少陰病、下利者、白通湯主之。

> (意訳)
> 第58条　少陰病で、下痢する場合は、白通湯がよい。

宋板ではこの条文と同じもの（宋板第314条）の次に、

(宋板第315条) 少陰病、下利、脈微者、与白通湯。利不止、厥逆無脈、乾嘔、煩者、白通加猪胆汁湯主之。服湯、脈暴出者死、微続者生。

> (意訳)
> 宋板第315条　少陰病で、下痢し、脈が微弱である場合は、白通湯がよい。白通湯を与えても下痢が止まらず、手足が末端から冷え上がって脈が触れず、からえずきし、胸苦しくなっている場合は、白通加猪胆汁湯がよい。これを内服した後で、脈が急に強く出現する場合は死亡し、微かに続く場合は生存する。

というのがあり、こちらで話を進めるほうがわかりやすい。

葱白四茎、乾姜一両半、附子一枚生用去皮破八片。右三味、以水三升煮、取一升二合、去滓、分温再服。

> (白通湯の作り方)
> 　葱の白い部分を4本分、乾姜を1.5両、皮を除去して8つに割いておいた生の附子を1個、以上3味を用意する。3升の水に入れて煮る。1升2合になるまで煮詰まったら、カスを取り除いて、2分割し、それぞれ温めて服用する。

　白通湯（葱白4茎、乾姜1両半、附子1枚生用去皮破8片）は、裏寒による下痢に用いられ、葱白（ネギの白い部分）がよいらしい。附子は毒性の強い生だ。

この「ピリ辛シビレ処方」でガツーンと体に衝撃を与えて治癒機転を鼓舞するのだろう。

　これを服用しても下痢が止まらず、からえずきと煩がすれば白通加猪胆汁湯（葱白4茎、乾姜1両半、附子1枚生用去皮破8片、人尿5合、猪胆汁1合）を飲ませて脈を診よ、後は運を天に任せるしかない…ということだ。白通湯に、オシッコと猪の胆汁を入れるという強烈さで、絶対に飲みたくない処方である。とにかく現在（の普通の漢方医）は用いない。

　ところで、宋板には「死」という文字が、とくに少陰病のところによく出てくる。例えば、

（宋板第300条）少陰病、脈微細沈、但欲臥、汗出不煩、自欲吐、至五六日、自利、復煩躁不得臥寝者、死。

> （意訳）
> 宋板第300条　少陰病で、脈が微弱で細く沈んでおり、とにかく横になりたがり、汗が出るが胸苦しくはなく、吐こうとしたがる。5～6日目になって下痢が始まり、また胸苦しくなって眠れない場合は、死亡する。

のように「少陰病でこういうときは、死ぬ」、「少陰病でこれこれこういうときも、死ぬ」と、数条にわたって死証について書かれている。厥陰病のところにも死証の記載がいくつもあり、さすがに「死」「死」「死」と続くと、医者としては読んでいて気持ちが穏やかでいられるはずはない。少陰病・厥陰病には、「治るか死ぬか」の瀬戸際のような病態がいくつもあったということだ。傷寒論が当時の患者の生死のギリギリの狭間で頼りにされていた本であることに、今さらながらハッとする。

第59条　少陰病、腹痛、小便不利、四肢沈重疼痛、自下利、或咳、或小便利、或不下利、嘔者、真武湯主之。

本条は、宋板では、

(宋板第316条）少陰病、<u>二三日不已、至四五日</u>、腹痛、小便不利、四肢沈重疼痛、自下利<u>者、此為有水気</u>。<u>其人</u>或咳、或小便利、或<del>下利</del>、<u>或</u>嘔者、真武湯主之。

となっていて、一部違っているが、補足もされてわかりやすいので、合わせたものを意訳してみる。

> （意訳）
> 第59条　少陰病で、何日か経過し、腹痛し、尿が出ず、四肢は重だるく痛み、自然に下痢するような場合は、水気があるからだ。このような場合は真武湯(しんぶとう)がよい。また咳をしたり、あるいは尿が出て、あるいは下痢せずに嘔吐する。このような場合も真武湯がよい。

真武湯については第25条でも触れたが、水毒の治療法であった。水は胃にあり、冷えている。尿にはならずに四肢の浮腫となっており、胃内停水するが自然と下痢もする。これを真武湯（白朮3両、茯苓3両、芍薬3両、生姜3両切、附子1枚炮去皮破8片）で治療するのだ。これ以外にも、水の停滞による気の上方への逆流（＝咳や嘔吐という症状があったり）、下痢として出るはずの水が尿として出たりするケースもあるが、本質的には少陰病水毒証で、同じものである。

白朮三両、茯苓三両、芍薬三両、生姜三両切、附子一枚炮去皮破八片。右五味、以水八升煮、取三升、去滓温服七合、日三服。

> （真武湯の作り方）
> 　白朮を3両、茯苓を3両、芍薬を3両、切片にしておいた生姜を3両、火で焙じて皮を除いた附子1個を8つに千切っておいたもの、以上5味を用意する。8升の水に入れて煮る。3升になるまで煮詰まったら、カスを取

り除いて、7合を温かいまま服用する。1日3回服用する。

第60条　少陰病、下利清穀、裏寒外熱、手足厥逆、脈微欲絶、身反不悪寒、其人面赤色。或腹痛、或乾嘔、或咽痛、或利止、脈不出者、通脈四逆湯主之。

（意訳）
第60条　少陰病で、未消化便を下痢し、体内は冷えているが逆に外表は熱い。つまり、手足は末端から冷えてきて、脈は微弱でまさに停止しようとしているのに、体幹は反対に悪寒せず、しかも顔が赤いのだ。このような場合は、通脈四逆湯がよい。また、腹痛がしたり、からえずきがしたり、咽が痛んだり、下痢が止まっても脈が取れなかったりするような場合も、通脈四逆湯（つうみゃくしぎゃくとう）がよい。

　前条と似ているが、中は冷え切っているのに、外はかえって熱をもっているというところ（内寒外熱（ないかんがいねつ））が違う。ここまでくると、この患者は少陰病真武湯証から一歩進んで、厥陰病になっているのである。したがって厥陰病の処方である通脈四逆湯（甘草2両炙、附子1枚生用去皮破8片、乾姜3両）を挙げている。

甘草二両炙、附子一枚生用去皮破八片、乾姜三両。右三味、以水三升煮、取一升二合、去滓、分温再服。

（通脈四逆湯の作り方）
　炙っておいた甘草を2両、皮を除去して8つに割いておいた生の附子を1個、乾姜を3両、以上3味を用意する。3升の水に入れて煮る。1升2合になるまで煮詰まったら、カスを取り除いて、2分割し、それぞれ温めて服用する。

　中身は四逆湯（甘草2両炙、附子1枚生用去皮破8片、乾姜1両半）と同じで、

乾姜の量が違う。通脈四逆湯のほうが、より激しく温めるのだ。四逆湯については再度第62条で触れる。

第61条　少陰病、下利、咳而嘔、渇、心煩、不得眠者、猪苓湯主之。

> （意訳）
> 第61条　少陰病で、下痢し、咳をするが嘔吐もして、口渇し、胸苦しくて眠ることができないような場合は、猪苓湯（ちょれいとう）がよい。

　第59条で述べたように、少陰病の下痢と咳は寒邪による症状で、嘔、渇、心煩、不眠は第60条で述べたように、熱による症状だ。つまり本条も内寒外熱（裏寒外熱）だ。

猪苓一両、沢瀉一両、茯苓一両、阿膠一両、滑石一両。右五味、以水六升煮、取二升、去滓、内阿膠、烊盡、温服七合、日三服。

> （猪苓湯の作り方）
> 猪苓（ちょれい）を1両、沢瀉（たくしゃ）を1両、茯苓を1両、阿膠を1両、滑石（かっせき）を1両、以上5味を用意する。阿膠以外を6升の水に入れて煮る。2升になるまで煮込んだら、カスを取り除いて、次いで阿膠を入れ、完全に溶かし、7合を温かいまま服用する。1日3回服用する。

　これを猪苓湯（猪苓1両、沢瀉1両、茯苓1両、阿膠1両、滑石1両）で治せというのだが…。
　ところで本条は、宋板では、

「少陰病、下利六七日、咳而嘔…」（宋板第319条）

となっていて、結構続いている下痢だ。当然、水をかなり失っている。そこへき

て、猪苓湯は利尿清熱剤のひとつだ。猪苓・沢瀉・茯苓が止瀉利尿作用、阿膠・滑石が清熱作用をもつので、現在も膀胱炎や尿道炎などに頻用されるくらいだ。このような、水欠乏状態にさらに利尿をかける猪苓湯はむしろ不適切ではないか？　通脈四逆湯などのほうがよいのではないか？

第62条　少陰病、脈沈者、宜四逆湯。

> （意訳）
> 第62条　少陰病で、脈が沈である場合は、四逆湯(しぎゃくとう)がよい。

　四逆湯についてはすでに登場しているし、通脈四逆湯(つうみゃくしぎゃくとう)（第60条）で踏み込んだ話をしたので、何を今さらという読者も少なくないであろう。ただ、生薬構成が出ているのは本条が初めてなので、一応紹介しておく（甘草2両炙、乾姜1両半、附子1枚生用去皮破8片）。

草草二両炙、乾姜一両半、附子一枚生用去皮破八片。右三味、以水三升煮、取一升二合、去滓、分温再服。

> （四逆湯の作り方）
> 　炙っておいた甘草を2両、乾姜1.5両、皮を除去して8つに割いておいた生の附子を1個、以上3味を用意する。3升の水に入れて煮る。1升2合になるまで煮詰まったら、カスを取り除いて、2分割し、それぞれ温めて服用する。

　なお、本文にある「草草」とは、甘草の書き間違いであると思われる。

厥陰病

第63条　厥陰之為病、消渇、気上撞心、心中疼熱、飢而不欲食、食則吐、下之、利不止。

（意訳）
第63条　厥陰の病というのは、口渇が非常に激しく、気が上昇して心悸亢進し、胸に疼痛と熱感があり、何も食べていないくせに食欲がなく、食べるとすぐに吐いてしまい、瀉下させると下痢が止まらなくなるような状態である。

本条は厥陰病の大綱を示している。ほぼ訳文でわかるだろうが、消渇（しょうかつ）というタームに触れておこう。これは、飲んでも飲んでも水が消えてしまうかのように、それでも水を飲みたがる激しい口渇の表現だ。実際に水が消えるのではなく、現在の糖尿病を放置した場合にみられるように、多飲・多尿のことである。消渇は漢方的には熱証である。気上撞心、心中疼熱もそうだ。しかし、厥陰病にみられる熱は陽明病のように満ちているのではなく、第60条の通脈四逆湯のところで書いた内寒外熱のように熱が偏在しており、ここでは上熱下寒の状態である。だから下は冷えていて、下痢が止まらない。厥陰病では、寒邪が腹部に居座り、正気（体を温める陽気）が押し上げられて、本来相互に制御しあっている陰・陽が寸断された状態であり、これは非常に危険である。傷寒の最終ステージであり、末期症状なのだ。

本条の「食則吐」の部分が宋板では「食則吐蚘」、すなわち蛔虫を吐くとなっている（宋板第326条）。ぎょっとするかもしれないが、当時は蛔虫など普通に誰でももっていたのだ。ものを食べると確かに蛔虫も吐いたかもしれないが、そもそも食べたものを吐くと考えるほうが自然だ。

第64条　発汗、若下之後、煩熱、胸中窒者、梔子豉湯主之。

(意訳)
第64条　発汗したり瀉下したりした後、胸苦しくなるほどの熱が出て、胸が塞がったように苦しむような場合は、梔子豉湯がよい。

　この症状は第63条と似ている。違うのは、本条では熱証が発汗・瀉下後に初めて出現しているのに対し、第63条では初めからある点だ。本条は、正当な治療として発汗・瀉下をかけたものと考えられるので（素直に考えればそうだろう）、これはもともと太陽病もしくは陽明病だったのだ。厥陰病ではない。だから陽病のこういう状態にふさわしい治療法として梔子豉湯（cf. 第24条「発汗、若下之後、虚煩不得眠、若実劇者、必反復顛倒、心中懊憹、梔子豉湯主之」）を挙げているのだ。宋板では太陽病のところにこの条文がある。それが康治本で厥陰病のところにきているのは、まあ、「厥陰病に一見似ているけれども間違えるなよ」という戒めのつもりだろうか。

第65条　傷寒、脈滑、厥者、裏有熱、白虎湯主之。

(意訳)
第65条　傷寒で、脈が滑であるのに、手足が厥冷しているようなものは、裏に熱があるからである。このような場合は白虎湯がよい。

　本条と第41条「傷寒、脈浮滑、表有熱、裏有寒者、白虎湯主之」とはよく似ている。本条では「厥」すなわち手足が末端から冷え上がる点と、裏の寒熱とが違う。

　「厥」については、第60条の「少陰病、下利清穀、裏寒外熱、手足厥逆、脈微欲絶、身反不悪寒、其人面赤色、或腹痛、或乾嘔、或咽痛、或利止、脈不出者、通脈四逆湯主之」にもあったが、裏寒のため、つまり「内寒外熱」のために起こるものがあった。本条の「厥」はこれらとは違い、「内熱外寒」によって起こっ

ている。脈滑は内熱を意味し、つまり本条は陽明病なのだ。だから白虎湯でよいのだ。これも第64条と同様に、似ているから注意せよ、という意図でここにきているのだろうか。

「厥」といえば、康治本にはないが、現在も頻用される当帰四逆加呉茱萸生姜湯が宋板には掲載されている。これに触れてみよう。まずはそのもととなる当帰四逆湯から。

（宋板第351条）　手足厥寒、脈細欲絶者、当帰四逆湯主之。
当帰四逆湯方
当帰三両、桂枝三両（去皮）、芍薬三両、細辛三両、甘草二両（炙）、通草二両、大棗二十五枚（擘）。右七味、以水八升、煮取三升、去滓。温服一升、日三服。

（意訳）
　第351条　手足が恐ろしく冷たく、脈が細くて今にも停止しそうな場合は、当帰四逆湯がよい。
（当帰四逆湯の作り方）
　当帰を3両、皮を除去した桂枝を3両、芍薬を3両、細辛を3両、炙っておいた甘草を2両、通草を2両、大棗25個を引き千切ったもの、以上7味を用意する。8升の水に入れて、3升になるまで煮詰まったら、カスを取り除いて、1升を温かいまま服用する。1日3回服用する。

（宋板第352条）　若其人内有久寒者、宜当帰四逆加呉茱萸生姜湯。
当帰四逆加呉茱萸生姜湯方
当帰三両、芍薬三両、甘草二両（炙）、通草二両、桂枝三両（去皮）、細辛三両、生姜半斤（切）、呉茱萸二升、大棗二十五枚（擘）。右九味、以水六升、清酒六升和、煮取五升、去滓。温分五服。

（意訳）
　第352条　もし患者が寒邪を体内に慢性的に抱えている場合は、当帰四逆加呉茱萸生姜湯を投与してみよ。

(当帰四逆加呉茱萸生姜湯の作り方)
　当帰を3両、芍薬を3両、炙っておいた甘草を2両、通草を2両、皮を除去した桂枝を3両、細辛を3両、切片にした生姜を半斤、呉茱萸を2升、大棗25個を引き千切ったもの、以上9味を用意する。6升の水と6升の清酒を合わせたものに入れて、5升になるまで煮詰まったら、カスを取り除いて、5分割し、温かいまま服用する。

　当帰四逆湯に呉茱萸（2升）・生姜（半斤切）を加えたのが当帰四逆加呉茱萸生姜湯だが、どちらの処方も現在は心停止を起こしそうなこんな局面には用いられない。慢性の冷え・末梢循環不全、冷えによる頭痛や腹痛などに用いられる。もちろん、生薬の配合量が現在ではどれも数グラム程度と少ないせいもある。
　四逆といえば、体内には熱があるのに、ストレスなどで鬱屈して気の流れが悪くなったために四肢を温められない、というものがあった。そういう場合には四逆散がよい。これも康治本にはない。

（宋板第318条）少陰病、四逆、其人或咳、或悸、或小便不利、或腹中痛、或泄利下重者、四逆散主之。
四逆散方
甘草（炙）、枳実（破、水浸、炙乾）、柴胡、芍薬。右四味、各十分、搗篩。白飲和服方寸匕、日三服。咳者、加五味子、乾姜各五分、并主下利；悸者、加桂枝五分；小便不利者、加茯苓五分；腹中痛者、加附子一枚、炮令坼；泄利下重者、先以水五升、煮薤白三升、煮取三升、去滓、以散三方寸匕、内湯中、煮取一升半。分温再服。

(意訳)
宋板第318条　少陰病で、手足が末端から冷たく、咳をしたり、動悸がしたり、尿が出にくかったり、腹痛がしたり、下痢してテネスムス（裏急後重）があったりする場合は、四逆散がよい。
(四逆散の作り方)

炙っておいた甘草、枳実（裂いて水に浸けた後に炙って乾燥させたもの）、柴胡、芍薬。以上4味を各十分ずつ用意する。これを搗いて粉末にして篩にかける。1匙を白湯で服用する。1日3回服用する。咳がある場合は、五味子・乾姜各5分を加えると、下痢も併せて治る。動悸がある場合は、桂枝5分を加える。尿が出にくい場合は、茯苓5分を加える。腹痛がある場合は、火で焙じて割いておいた附子1個を加える。下痢してテネスムスがある場合は、まず水5升で薤白3升を煮て、3升になるまで煮詰まったら、カスを取り除いて、四逆散3匙を湯の中に入れ、1.5升になるまで煮詰まったら、2分割し、温かいまま服用する。

傷寒論の最後に

　以上で、康治本を軸にした傷寒論の話を終える。これで傷寒論の概略はつかめたのではないかと思う。康治本だけでは、傷寒論の現代臨床応用を考えると、ところどころ不足な点があるので、そこは宋板その他で随時補ってきた。次は宋板を攻略してほしい。

第 2 部

金匱要略

金匱要略

　第1部で触れたように、現代の傷寒論は、後ろに金匱要略が付いていて、合わせて「傷寒雑病論」(張仲景の編著)となっている。歴史上、「傷寒」と「金匱」はくっ付いたり離れたりするのだが、現在ではくっ付いているわけだ。したがって、金匱要略にも触れておかねばならない。

　「金匱」は、現在も非常によく用いられる麦門冬湯や当帰芍薬散などの出典である。他にも、大黄甘草湯、桂枝茯苓丸、半夏厚朴湯、温経湯、防已黄耆湯、大建中湯、酸棗仁湯などが「金匱」に初登場しており、傷寒論と合わせると、われわれが用いている処方のほとんど(←これはいいすぎ。実は1/3くらいか)が傷寒・金匱由来なのだ。

　「金匱」は次のような構成になっている。

臓腑経絡先後病脈証　第1
痙湿暍病脈証　第2
百合狐惑陰陽毒病脈証治　第3
瘧病脈証并治　第4
中風歴節病脈証并治　第5
血痺虚労病脈証并治　第6
肺痿肺癰咳嗽上気病脈証治　第7
奔豚気病脈証治　第8
胸痺心痛短気病脈証治　第9
腹満寒疝宿食病脈証治　第10
五臓風寒積聚病脈証并治　第11
痰飲咳嗽病脈証并治　第12
消渇小便利淋病脈証并治　第13
水気病脈証并治　第14
黄疸病脈証并治　第15
驚悸吐衄下血胸満瘀血病脈証　第16
嘔吐噦下利病脈証治　第17
瘡癰腸癰浸淫病脈証并治　第18

趺蹶手指臂腫転筋陰狐疝蚘蟲病脈証治 第19
婦人妊娠病脈証并治 第20
婦人産後病脈証治 第21
婦人雑病脈証并治 第22
雑療方 第23
禽獣魚蟲禁忌并治 第24
果実菜穀禁忌并治 第25

　まず、傷寒論と違うのは、傷寒論がいわゆる六経に沿って順番通り整然と書かれているのに対し、金匱要略では最初に総論らしきもの（第1）があって、後（第2以降）は「疾患別」に分類されて書かれているらしい点である。
　「第1」〜「第25」の各章は、「脈証并治」だったり「脈証治」だったり「脈証」だったり「禁忌并治」だったりするが、それぞれほぼ20条前後の文章からなり、いずれも脈（診断）と治（処方）を述べてある。「第1」には処方はなく、「第23」〜「第25」には診断がない。
　気になる各章の意味であるが、だいたい字面でおわかりかと思う。ざっくりいうと次のようになるのではないか。

（意訳）
第1「臓腑および経絡において病が進行するときの脈証」
第2「痙攣を伴う病、湿気にやられた病、熱射病の脈証と治療法」
第3「精神病（いわゆる"狐憑き"？）およびベーチェット病（？）についての脈証と治療法」
第4「マラリアの脈証と治療法」
第5「脳血管障害、関節疾患の脈証と治療法」
第6「麻痺、虚弱・疲労を伴う病の脈証と治療法」
第7「肺結核・肺炎・咳嗽性疾患の脈証と治療法」
第8「パニック症候群、発作性頻拍などの病の脈証と治療法」
第9「冠動脈疾患、息切れを伴う病の脈証と治療法」

第10「腹部膨満、冷えて腹痛をきたす疾患、飲食物の停滞による胃腸の病の脈証と治療法」
第11「五臓が風寒の邪にやられたり、内外の邪が腹の中に巣食ったりして起こす各種病の脈証と治療法」
第12「水毒および咳嗽を伴う病の脈証と治療法」
第13「激しい口渇、多尿・頻尿を伴う病（糖尿病？）の脈証と治療法
第14「浮腫を伴う病の脈証と治療法」
第15「黄疸を伴う病の脈証と治療法」
第16「動悸、吐血・鼻出血・下血、胸部膨満、瘀血を伴う病の脈証と治療法」
第17「嘔吐・しゃっくり・下痢を伴う病の脈証と治療法」
第18「化膿性皮膚疾患、虫垂炎、湿疹を伴う病の脈証と治療法」
第19「転倒して手指・肘が腫れ、筋のクランプ、陰嚢内ヘルニア、寄生虫病の脈証と治療法」
第20「女性の妊娠時の病の脈証と治法」
第21「女性の産後の病の脈証と治療法」
第22「女性の様々な傷病の脈証と治療法」
第23「その他の様々な傷病の治療法」
第24「鳥・獣・魚介を食べるときの注意点、禁忌、および食あたりしたときの治療法」
第25「果物・野菜・穀物を食べるときの注意点、禁忌、および食あたりしたときの治療法」

ちなみに、「第3」には確かにベーチェット病を彷彿とさせる条文が並んでいるものの、現代は稀な疾患であるベーチェット病が当時の中国ではもしかしてcommon disease だったのだろうか、あるいは「第3」は現在にはない疾患を扱ったのだろうか、謎である。私はベーチェット説を否定したい。

では、典型的な条文をいくつか拾って挙げてみる。

(腹満寒疝宿食病脈証幷治 第10）心胸中大寒痛、嘔不能飲食、腹中寒、上衝皮起、出見有頭足、上下痛而不可触近、大建中湯主之。

（意訳）胸が大いに冷えて痛み、嘔気のために食べられない。腹の中に寒が居り、体表に突き上げてくると腹の皮膚が盛り上がり、まるで頭や足があるかのようにみえ、出たり引っ込んだり、しかし患者が痛がるので近づいて触ることもできないような場合は、大建中湯（だいけんちゅうとう）を投与するのがよい。

(肺痿肺癰咳嗽上気病脈証幷治 第7）大逆上気、咽喉不利、止逆下気者、麦門冬湯主之。

（意訳）咳がひどくて喉の通りが悪く、咳を止めて下へおろす場合は、麦門冬湯（ばくもんどうとう）を投与するのがよい。

(婦人妊娠病脈証幷治 第22）婦人咽中如有炙肉、半夏厚朴湯主之。

（意訳）女性でのどに焼肉がひっかかっているような感じがする場合は、半夏厚朴湯（はんげこうぼくとう）を投与するのがよい。

　さて、いかがであろうか。傷寒論の文調とはちょっと違うことに気づいただろうか。
　また、「脈証幷治」といいながら、脈証についてはこのあたりには全く記載がなく、代わりに非常に具体的な症状が簡潔に述べてある。なぜこういう症状のときにその処方がよいのか、については書いていないので、「金匱」は傷寒論のように理路整然としていない。むしろまるで禅問答のような文章が結構多いのが「金匱」の特徴だ。もちろん、各処方には生薬組成、作り方も添えてある。
　理論立っていて、理論が流れるように進行する傷寒論と違って、「金匱」は何だか雑然としている本なのだ。しかも先に「疾患別」と書いたが、その疾患分類が現在からみるとあまりに粗末で、処方の寄せ集めにすぎない箇所も多く、今ではこんなものは用いないだろうというような処方、生薬、さらには正体不明な疾

病（？）も多数取り上げられており、正直にいって全編を通して隅々まで勉強する必要はないと思う。

だから、本書では「金匱」について全文を挙げて解説するのは止め、現代も活かせそうな部分、処方、あるいは現在は用いないが考え方としては大事だと思われる部分に限って取り上げることとした。

傷寒論を読み終えた諸氏にとって「金匱」はそれほど難しくはない。

第3部

温病学

再び陰陽

　何が「再び」なのかはさて置いて、中国に源を発する漢方は、陰陽・五行の考え方を深く取り入れている。「今さら何をいうのか」という向きもあろうが、私がいつも不思議に思うのは、多くの漢方家が根本のところでこれを忘れていることだ。

　傷寒論はなるほど重要だし、漢方学習の基本書であり到達点でもある。その傷寒論は「寒にやぶられた」病態に関する本だ。寒とは、陰陽でいえば「陰」だ。そうすると「陽」にやぶられる病態も当然あるはずだ。陰陽説に基づけば、「寒」に対するのは「熱」だから、熱にやぶられる病態だってあるはずだ。

　日本語で「温」といえば、あたたかい、ぬくもり、などホンワカしたイメージしかないが、中国語では熱という意味があり、温病といえば傷寒に対する病態概念である。

　温病学は中国では、傷寒論と並んで普通に学ばれているが、日本では今ひとつだ。なぜこういう差がついているのか。

　いろんな説があるが、現時点でいえるのは、温病に用いる処方が日本ではほとんどエキス化されておらず、入手しにくいからであろう（保険診療の場合）。傷寒論処方がたくさんエキス化されている現状をみれば、温病の扱いには"寒い"ものがある。

　もちろん、現時点でエキス化されていないということは、日本には温病の発生自体が少ないのか、あるいは日本では別の手段（＝西洋医学）で治療しているから今さら温病学は不要なのだ、などという理由も成り立つのかもしれない。

　その温病とはどういうものか、ご存知の方には「何を今さら」であろうが、漢方初心者はおろか、ある程度やっておられる先生方にも意外と知られていないようなので、ここで少し紹介してみる。傷寒との対比で考えると私は理解しやすかったので、そうしてみる。

温病とは？

　傷寒だと、それまで健康体だったものが、悪寒を感じるところから始まるのだった。これを「寒邪が体表に取り付いた」と考えるのだった。

　これに対して、健康体が熱感を覚えるところから始まるのが温病だ。温熱の邪

は、体表（正確には口と鼻から）→体内へと進み、正気との闘争がみられる点は傷寒とそっくりだが、全過程で寒気を覚えることがない点が傷寒との大きな違いだ。内攻する温熱邪は、やがて津液を冒して激しい口渇や便秘をきたして脱水状態になるほか、体が芯からほてり、意識障害を生じる。さらに温熱邪が内攻すると、血に達し、体のいろいろな部位から出血し、やがて患者の命は奪われる、というのが温病だ。

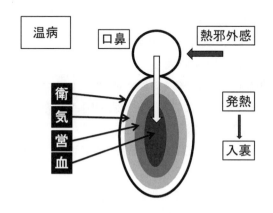

　傷寒の具体例は、もうすっかりおなじみであろう。感冒、インフルエンザなど、感染性・発熱性疾患の総称だ。初期にとにかく悪寒がし、関節や筋肉が痛くなり…という経過をたどる。非常によく臨床でみかける。漢方治療の適応になることも多い。では、温病はどうだろうか。
　上で述べたような経過を取る疾患を、われわれ日本の臨床医はそんなに（傷寒ほど）多く診るわけではない。あるいは、診ても普通の医者なら現代的な治療を検討するだろう。脱水や出血をきたしている患者を前に、煎じ薬を処方するような人は、21世紀の日本では医者をやっていられないのが現実だ。
　しかし、2014年にアフリカを中心に患者の発生があったエボラ出血熱などはどうだろう。私は直接診てはいないので各種情報からの推測だが、おそらく温病の部類だろう。抗インフルエンザ薬の「アビガン」が効くということで治療にも導入されたようだが、温病学の知識、処方をもって対処できるのかもしれない。

温病学の歴史

そもそも温病学はどのように発達してきたのか。ちょっとみてみよう。

実は温病に関する記載は、何と傷寒論にもあるのだ（ただし康治本にはない）。趙開美本の「弁太陽病脈証并治上第五」には「太陽病、発熱而渇、不悪寒者、為温病」（意訳「太陽病で、発熱するけれども口渇もし、悪寒しないものは温病である」）と書いてある。

「難経」の「第五十八難」にも、「傷寒有五。有中風、有傷寒、有湿温、有熱病、有温病。」（意訳「傷寒には5種類ある。中風、傷寒、湿温、熱病、温病がそれだ。」）とある。この場合、傷寒には広義と狭義の2種類があることになるが、このように温病に関する記載は古いのである。

温病の発展の実際上の起点となるのは、劉河間（劉完素：1110～1200）であろう。「素問玄機原病式」、「素問病機気宜保命集」、「傷寒直格」などの書を著し、「傷寒論だけでは無理！」と説いたのである。

その後、呉又可（呉有性：1582?～1652?）が登場し、大量の臨床実践を通じて「温疫論」を著した。温疫の病因は自然界にある病原体で、それは特殊な「癘気」（雑気・戻気・疫気）であって、普通のいわゆる六淫（風・寒・暑・湿・燥・火）とは異なると考えた。癘気は強力な伝染性があり「邪自口鼻而入…」、すなわち経口・経鼻感染するとした。治療法は徹底的な攻下と清熱（＋養陰）によった。辛温薬でまず解表をする傷寒との違いが明らかだ。

それから、有名な葉天士（葉桂・葉香岩：1667～1746）がいる。門人が葉天士の口述したものを筆記したとされる「温熱論」では、温病の病因・病機、感染経路、侵犯部位、伝変規則、傷寒との区別、治療法則など温病学の基礎を確立した。とくに、新しい弁証法である衛気営血弁証を創立した点で画期的である。

呉鞠通（呉瑭：1758～1836）は傷寒論に倣って「温病条弁」を著したが、そこで「三焦弁証」を提唱し、ほぼ温病学説の理・法・方・薬の全方面について完成を成し遂げたといえよう。

王孟英（王世雄）（1809～1890）は、「黄帝内経」、「傷寒」、「金匱」などの古典を「経（縦糸）」、葉天士、陳平伯、薛生白、余師愚ら新見解を「緯（横糸）」とし、縦に諸学者や自身の考えを添え、織り上げて著したのが「温熱経緯」である。彼はさらに温病を発展させたのである。

葉天士「温熱論」

　ここから、温病の勉強をしていく。
　テキストには葉天士（葉桂・葉香岩：1667～1746）の「温熱論（おんねつろん）」を選んだ。理由は、簡潔に温病のポイントが書かれていること、それから、全文が長くないので比較的早く温病の全体をつかめるであろうこと、そして何より、これが温病学習の必須の書物といわれているからだ。
　ところで、この「温熱論」は葉天士の直筆ではない。
　今もそうなのだが、優れたプレイヤーやパフォーマーというのはライブ実践に命を懸けているので、あまり本は書いていない。知るものは言わず、言うものは知らず。「温熱論」は、葉天士がどこかの湖をボートで遊覧しているとき、同乗していた門人たちに話した内容を、唐大烈と華岫雲という2人がそれぞれ書き留めたものとされる。当然、唐大烈バージョンと華岫雲バージョンは若干異なっている。
　この2つのバージョンはその後いろんな書物に伝写され、「葉香岩外感温熱篇（ようこうがんがいかんおんねつろん）」とも呼ばれている。どのバージョンも原型はほぼ留めていて、内容にさほどの差はない。したがって、どれを参照してもよいのだが、ここでは温病の大家である王孟英（王士雄：1808～1867）の「温熱経緯」に収録されているバージョンに沿って進む。

第1条　温邪上受、首先犯肺、逆伝心包。肺主気属衛、心主血属営。弁営衛気血雖与傷寒同、若論治法、則与傷寒大異也。

（意訳）
　温熱の邪は体の上のほう、すなわち鼻腔や口で感受し、そこから体内へ侵

> 入してくる。
> 　温邪は真っ先に肺を犯し、すんなりと下方の胃に降りてくるのではなくて、変な方向に伝わって心包にいくこともある。
> 　肺は気を主り衛に属し、心は血を主り営に属する。
> 　温病でも、営・衛・気・血を弁別するうえでは傷寒と同じだが、治療法を検討するうえでは傷寒とは大きく異なっている。

　まあこのセクションは、映画の予告編、オペラの序曲のようなもので、これからこういう方向で議論が進められるのだということだ。
　温病の発症について述べてある。「鼻腔や口」というのは私が添えた解説だが、例えば呉瑭の「温病条弁」にはちゃんと邪は口鼻から入ると書いてある。ちなみに傷寒は、鼻や口ではなくて肌で「受」けるものだった。真っ先に衛気が稼働するのは温病と同じだ。
　肺は気を主り衛に属し、心は血を主り営に属するというのは、黄帝内経「素問」に書いてあることで、今さらここで云々することもないだろう。
　温病の弁証にあたっては傷寒と同じ考え方を踏襲するらしいが、治療法は大きく違うらしい。のっけから、温病と傷寒の違いを際立たせているわけだ。
　以上のことくらいが理解できれば、この章はもう十分。よいだろう。
　さて、advanced course として少し話を付け足す。よく問題になるのは、「逆伝心包」の箇所だ。逆伝というからには「順伝」があることになるが、順伝はあたりまえの伝播形式、すなわち「上から下へ」邪が移っていくことだろう。そこをヒョイと向きを変えて「下から上へ」正反対に伝わるから逆伝なのだろう。
　心包というのは心の外側にある腑だ。肺の下に心包があるわけではない。位置的には横並びであろう。そうすると、「横伝」とはいえても「逆伝」とはいいすぎのような気がする。「非順伝」だ。正伝でなければ逆伝、というのであれば納得である。この意味で考えてみよう。
　あるいは、「衛・気・営・血」の「順」に病が進むのではないから「逆伝」だ、という意味にも取れる。温熱邪は体表の衛分をまず冒し、その後に衛分→気分→営分→血分と順に体の深いところに入っていくのだが、心包は営分に属するとい

われており、この場合は衛分→気分をすっ飛ばして→営分と進んでいることになる。これも「非順伝」だから、逆伝でよい。

いずれにせよ、初学者は気にせず先へ進もう。

「衛・気・営・血」がわからない人も、第8条で詳しくみるから、ここでは「浅→やや深→深→最深」くらいの理解でよい。

衛	・陽気の一部。全身を巡る（衛は気の表）。 ・温煦・防御作用がある。腠理や毛孔の開閉を主り、外邪の侵襲を防止する。
気	・生命活動を維持する人体の正気。 　（生命活動＝全身各臓腑の機能活動の集合） ・つまり、「気」は臓腑機能。
営	・生命を維持する栄養物質。 　血中の津液（営は血の表）。 ・脈管中を運行し、心を通過し、血液となる。
血	・生命を維持する重要な栄養物質。 ・心が統率、肝で蔵し、脾で生化、肺で敷布し、腎で施泄。経脈をめぐり、全身を運行する。

第2条　蓋傷寒之邪留恋在表、然後化熱入裏、温邪則熱変最速。未伝心包、邪尚在肺。肺主気、其合皮毛、故云在表。在表、初用辛涼軽剤。挟風則加入薄荷、牛蒡之属。挟湿加芦根、滑石之流。或透風於熱外、或滲湿於熱下。不与熱相搏、勢必孤矣。

（意訳）
　確かに傷寒の邪、つまり寒邪は、表を襲った後そこにしばらく留まり、その後に熱化して徐々に裏に入っていく。
　それに対し、温邪は熱に変化するのがきわめて速い。
　まだ邪が心包に伝わらないときは、邪は肺にいるのである。
　肺は気を主り皮毛に合するので、邪は表にあるといえる。
　邪が表にいるとき、治療には初めは辛涼の軽い薬を用いる。

風邪を挟む場合には、薄荷や牛蒡子のたぐいを加える。
湿邪を挟む場合には、芦根や滑石のたぐいを加える。
あるときは風邪を透出することによって熱を外に追い出し、あるときは湿邪を尿から排出することによって熱を下すのである。
熱邪と互いに影響を与え合わないようにすれば、孤立した各邪の勢いは必ず衰えていくものだ。

ここでも、第1条（とはなっていないが私が便宜的に番号を付けた。）傷寒と対比させながら温病の進行について述べている。傷寒では、寒邪が熱化して裏に入る、すなわち太陽病から陽明病に変化するまでには幾分かの時間があった。「傷寒二三日…」なんていう表現を覚えているだろう。ところが温病の場合、温熱邪は熱化するのが迅速なのだという。もともと熱の性質をもつ邪なのだから、熱化も何もないんだろうが…。いや、もちろん熱化した後の進展も、傷寒のようにもたもたしていないのだ。サッと裏に入っていく。衛分→気分→営分→血分と、あれよあれよという間に深く分け入っていく。

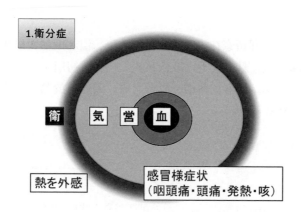

さて、「辛涼の軽い薬」とはどういう意味だろう。辛とは、文字通り味が辛いことなのだ。辛い味の薬は肺に入るという。涼とは、熱を冷ますという意味だ。そして軽い、つまり重くて濃厚な効き目ではなく、軽くてあっさり爽やかな感じ

の作用をもつ薬という意味だ。また、ミントのような軽やかな香気をもつ薬である。ここでは具体的に、傷寒で用いる「辛くて温性のある重い薬」である桂枝・麻黄を念頭に置いており、それとは対比的な薬を温病では用いるんですよ、ということを強調しているのだ。辛涼軽薬と辛温重薬の共通点は、辛いので五行論ではどちらも肺に入り、肺→衛につながるため、衛に作用し、邪を吹き飛ばすというところだ。

	生薬	代表処方
辛涼軽薬	薄荷・牛蒡・芦根・連翹・金銀花など	銀翹散、桑菊飲など
辛温重薬	桂枝・麻黄など	麻黄湯、桂枝湯など

風邪を挟む、湿邪を挟む、というのは、温熱邪が風邪、湿邪の性質を併せもつ場合ということである。邪がそういう性質をもつというより、患者がいかにも温熱邪＋風邪（湿邪）にやられた、みたいな症状を呈する場合ということである。

生薬の名がちらちらと出てくるが、「温熱論」には残念ながら、傷寒論のように処方が出てくることもほとんどなければ、レシピも登場しない。上に挙げた銀翹散、桑菊飲などは温病治療の名処方であるが、これらも後世の書（まあ、これも「温病条弁」だが）に記載されている。ならば「温病条弁」から話を始めればよさそうに思うだろうが、「温病条弁」は非常に難解で独特だから、初心者にはお勧めしない。

そういえば、温病治療に使う処方は、ほとんどが健康保険適用になっていない。だから実際の臨床で処方をバンバン使うこともあまりないだろう。むしろ、温病って何だろうという問いに答え、温病の成り立ちを大雑把にでよいから理解してもらうことが、もっと大事だろう。

そうはいってもせっかくだから、銀翹散については述べておこう。OTCでは売っているし、煎じ薬にすれば保険でも何とか使える。

みなれない生薬も多いだろうが、銀翹散においては軽い清熱薬がずらりと並んでいる。粉末にした薬を、香気立つくらいにほどよく芦根（これも清熱薬）を煎じた湯で服用する。「但熱不悪寒而渇者」、つまり表証があっても熱感だけで、桂枝湯証のように悪寒を伴わず、しかも口渇がするものによいと書いてある。

こうしてみると、銀翹散が合いそうな感冒の患者はいっぱいいることに思い当

処方	組成	出典
銀翹散	連翹（一両）・銀花（一両）・苦桔梗（六銭）・薄荷（六銭）・竹葉（四銭）・生甘草（五銭）・芥穂（四銭）・淡豆豉（五銭）・牛蒡子（六銭）。上杵為散、毎服六銭、鮮芦根湯煎、香気大出、即取服、勿過煎。	太陰風温、温熱、温疫、冬温、初起悪風寒者、桂枝湯主之。但熱不悪寒而渇者、辛涼平剤銀翹散主之。（温病条弁　巻一　上焦篇）

注：銀花＝金銀花、芥穂＝荊芥穂のこと。

たるだろう。悪寒がするほうがむしろ少なくはないか？　つまり、傷寒じゃなくて温病の感冒のほうが多いのではないか、ということである。

「風邪を透出する」というのは、麻黄湯のように風邪を叩きのめして汗で吹き飛ばすというのではなく、「窓を開けるから、風邪さん出て行ってね！」というような治療のことだ。抽象的すぎるかもしれないが、温病ではよく出てくる概念だ。透熱というのももちろんある。

「湿邪を滲湿」というのも同様で、これは湿気なので重たいだろうから、軽い風邪のようにはふわふわと窓からは出て行かないだろう、じゃあ下の出口（尿道口・肛門）から出て行ってね、という概念だ。出て行った邪が他人に害をなすかどうか、そこまでは関与しないわけだ。

こうやって、体の中にある熱を、一緒くたにやっつけるのではなく、それぞれの出口に誘導して退去してもらう、というやり方が実は効果的なのだ。間違っても熱どうし結束させてはいけない、各個撃破のつもりで、それぞれ孤立させて殲滅するのだ。

第3条　不爾、風挟温熱而燥生、清竅必乾。謂水主之気不能上栄、両陽相劫也。湿与温合、蒸鬱而蒙蔽於上、清竅為之壅塞、濁邪害清也。其病有類傷寒、其験之之法、傷寒多有変症、温熱雖久、在一経不移、以此為弁。

（意訳）
　また、風邪に温熱邪が共存すると乾燥が生じ、清竅、すなわち脳とつなが

第 3 部　温病学

> っている穴である眼・耳・鼻・口が必ず冒されて乾燥する。
> 　これは、乾燥で津液不足となり、いわゆる水が司っている気が、体の上部を養うことができなくなり、風邪・温邪の二つの陽が互いに影響し合って悪さをしていることになる。
> 　湿と温とが合体すると、蒸して鬱して体の上部を塞いでしまい、清竅はこれによって閉塞される。つまり濁邪が清竅に害を及ぼしているのである。
> 　その病は傷寒に似ていてわかりにくいが、それを判別する方法は、傷寒には多くの変証があるのに対し、温熱の場合はたとえ慢性化していても一経にあって、他の経に移動しない、これによって弁別できる。

　眼、耳、鼻、口の合計 7 つの穴（竅）を清竅（せいきょう）という。これに対し、尿道口・肛門は「濁竅」だ。こう対比させれば、何が清・濁かわかるだろうから説明は省く。

　風邪＋温熱邪となると、これはつまり熱風ドライヤーであり、熱風は上がっていき、当然当たった場所は乾燥する。水が蒸発する。ここでは、眼、耳、鼻、口が渇くのだという。温病の初期には、こういう部位が乾燥することがあるが、その現象を解説しているのだ。

　今度は、温邪に湿邪が加わると、つまり蒸し器である。いうまでもなく、湿を蒸すと濁になるのだ。熱い湯気が上がっていき、頭部を塞いでしまって蒸すのである。そうすると眼、耳、鼻、口が閉じ、具体的には眼脂、耳閉、膿性鼻汁による鼻閉などが起こる（口は閉塞しにくいだろう）。これも温病の初期に起こる症状の解説だ。

　傷寒でも、寒邪が化熱してしまった後ではこういう現象はあるので、一見しただけでは傷寒なのか温病なのかわかりにくいのだが、鑑別法がある。傷寒はある経から別の経へとどんどん病の座が移っていくのに対し、温病ではずっと座を変えることなく、その場で病が悪化していくのだという。

　治療法については書いていないが、前条のように、邪を分離して、各個撃破するのが温病治療の原則だ。

第4条　前言辛涼散風、甘淡駆湿、若病仍不解、是漸欲入営也。営分受熱、則血液受劫、心神不安、夜甚無寝、成斑点隠隠、即撤去気薬。如従風熱陥入者、用犀角、竹葉之属。如従湿熱陥入者、犀角、花露之品、参入涼血清熱方中。若加煩躁、大便不通、金汁亦可加入。老年或平素有寒者、以人中黄代之、急急。

（意訳）
　第2条で、「風邪があれば辛涼薬でこれを発散させ、湿邪があれば甘淡薬でこれを駆除せよ」と述べたが、それでももし病気がまだ治らなければ、これは病気が営分(えいぶん)に入ろうとしているのである。
　営分は熱を受けると、血液が脅かされ、意識や精神が不安定になり、夜にひどくなって寝ることができないし、皮下出血による斑点がブツブツと出てくることもある。
　こういうときは、処方した薬からすぐに気薬を除かなければならない。そして風熱邪が深く入り込んでいく場合には、犀角や竹葉の類を用いる。湿熱邪が深く入り込んでいく場合には、犀角(さいかく)、花露(かろ)などを、血熱を冷ます処方の中に入れ込むのである。
　もし煩躁が出てきて、大便が出なくなった場合には、金汁(きんじゅう)を加えて投与してもよいだろう。高齢者で平素から寒を抱えている患者には、金汁の代わりに人中黄(じんちゅうおう)にしてもよいから、急いで投与することだ。

　第2条で述べたように、薄荷や牛蒡子といった辛涼薬でも、芦根や滑石といった甘淡薬でも効果がない温病は、すでに表を離れて裏に入ろうとしているのだという。ここでは衛分・気分(きぶん)から営分に入るといっている。衛分→気分→営分という順番に温病が進行するといっている。ちなみにその次は血分証(けつぶんしょう)になる。

　営分証の症状は「心神不安、夜甚無寝、成斑点隠隠」と見事にまとめてある。熱発が続いて意識レベルが下がってきて、不穏になるとともに、皮膚に出血斑が出てくる。こうした病態は、私は診たことがないものの、ウイルス性の出血熱の症状にそっくりだ。デング熱やエボラ出血熱が世間の話題となったのは、21世紀のついこの前のことなのだった。これらの出血熱を温病と捉えて治療できるこ

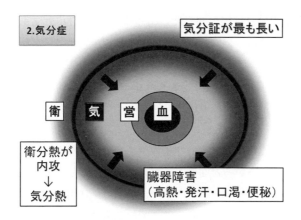

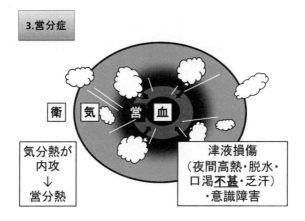

とがあるかもしれない。

　さて、温病学ではこうした場合、まず「処方から気（分）薬を抜け」といっている。これはどういうことなのか。ひとつには、もう気分証ではないから不要だということがある。あるいは気分薬を営分証のときに飲むとよくないのか？　実はそうなのだ。気分薬は全般に苦寒の性質があるので、使いすぎると営を乾燥させてしまって傷めてしまうこととなり、血熱がますます重症化してしまうのである。

　しかし、第8条でも述べるが、営分証であってもまだまだ風熱の邪を透出して（cf. 第2条）、つまり風熱邪を表に押し出して治すことが可能である（第2

条では、湿熱邪の場合は尿や便で押し出せるのだった）。そうすると、表とくに気分に移った風熱邪は、気分証として治療すればよいことになる。ここで気分薬が必要になってくる。先に述べたように、気分薬を一切撤去してしまうと、風熱邪を体外に押し出す最終段階でつまずくことになりはしまいか？　葉天士先生…？　だから気分薬は一時的に撤去にするだけなのだ。気分証になれば再使用するのである。

　薬の話に移る。犀角とは動物のサイのツノで、今やなかなか入手できない（入手しようとするといろいろと面倒だ）が、清熱薬とくに営分・血分の血熱を除くとされる生薬である。竹葉とは竹の葉で、清熱除煩作用がある。花露とは一般に花を蒸留して得られる油分であり、ここでは金銀花のそれで、清熱解毒薬である。営分証にはこういう薬がよいということだ。

　煩躁（→傷寒論でも出てきた）がひどくなって便も出ない状況は、熱が強くて津液が脅かされていることを意味する。温病では、熱邪が原因なので、治療ではとにかくこれを追い出すか、清熱解毒することに専心するのはもちろんだが、一方で常に津液の虚損に対して非常に気を遣っている。葉天士以前の温病派の人たちもそうだった。考えてみれば、津液は熱を冷ます「陰」であり、これがないと陽である「熱邪」が暴れまくるのであり、陰が枯渇してしまうと命が危険に晒されるのである。輸液もできない当時としては、陰損はとても恐ろしい状態だったはずである。

　まあ、こうした緊急事態だから、何としても救命しなければならない。命が助かるなら何だってやるわけである。毒でも治るのならあおらせるのである。

　ところで金汁とは何だろう。この文脈でいくとロクなものではなさそうで、食事中の方は後で読んでほしいところだが、何と人糞を集めて水を添加して攪拌し、これを紙で濾し、滴り落ちた汁を集め、これに黄土（おうど）を加えてさらに何年も寝かせたもののことだ。傷寒論の強烈な処方である、人尿を用いるあの通脈四逆加猪胆汁湯よりもはるかにモノスゴイ薬だ。金汁は、ひどい熱病で発狂したり譫語したりしている者に投与すると、強力な清熱解毒作用により治療効果があるらしい（もちろん私は使ったことはないし、今後も絶対に使わない）。つまり超激烈な寒涼薬なのだが、当然ながら高齢者などもともと虚寒のものには、強烈すぎて使うのをためらう（それはそうだろう！）。

そういう場合には「人中黄がよい」という。これは何かというと、甘草に、これまた人糞を混ぜて作るもので、こちらは最終的には固形物になる。金汁よりはマイルドな清熱解毒薬だという。甘草が入っているからだろうが、大して変わらない超強烈なゲテモノである。

私は金汁、人中黄の存在を知ったとき、そういうものを治療に用いる中国医学のあまりの苛烈さに気を失いそうになったものである。もちろん今だって嫌なのだが、温病の解説では避けられない薬なので、あえてお話しした次第である。

本条は、ちょっと脱線してしまったが、要は営分証の弁証論治について書いてある。

第5条 若斑出熱不解者、胃津亡也、主以甘寒。重則如玉女煎、軽則如梨皮、蔗漿之類。或其人腎水素虧、雖未及下焦、先自彷徨矣、必験之於舌。如甘寒之中加入鹹寒、務在先安未受邪之地、恐其陥入易易耳。

（意訳）
　もし出血斑が現れて熱が下がらない場合は、これは胃の津液が失われているのであり、甘寒の薬で治療するのがよい。重症の場合には玉女煎などを、軽症の場合には梨の皮や蔗漿などを用いるのがよい。
　患者がもともと腎陰虚の場合は、病が下焦に侵入しやすいので、まだ下焦に及んでいなくてもこの先どうなるかはわからない。必ず舌を診て判断すべきである。
　例えば甘寒薬の中に鹹寒薬を加えて腎に薬力が及ぶようにし、邪がまだ到達していないところへ先回りしてそこを安定させておくとよい。こうするのも、ただひとつ、病がやすやすと侵攻してしまうのを恐れるという理由からである。

邪熱が強いと、胃の津液が失われて、熱を冷ます水がなくなってしまう。出血斑が現れるのは、熱によって血が暴れ、血脈を逸脱している徴候のひとつでもある。これは血分証である。第4条よりもさらに進んだステージである。

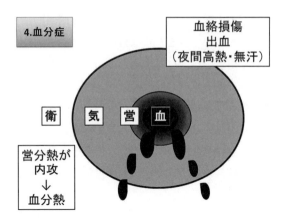

　こういうときは甘寒薬で胃の津液を増やし、それでもって熱を冷ます。ここでは処方として玉女煎が出ている。「温熱論」には処方はほとんど出てこないと第2条のところで書いたが、実は10処方くらい出てくる。しかし名称だけで、傷寒論のようにレシピは付いていない。いずれも温熱論オリジナルではなく、すでによく知られた処方ばかりだからだろうか。

　そういえば、私が予備校生のとき、数学の先生で解答を最後まで黒板に書かない人がいた。1時間あたり2問を解説するのだが、やることといえば方針をいくつか箇条書きで示し、検討するだけ。ある生徒が「答まで書いてほしい」といったが、その先生は「君は答が知りたいの？　解法が知りたいの？」と一顧だにしなかったのを思い出した。そうなのだ。個々の答はどちらでもよい。われわれが今他人の症例報告や医案を読むのも、個々の処方が知りたいからではなくて、明日からの臨床に活かせる解法を身に付けたいのだ。違うかな。

　さて、玉女煎は石膏、熟地黄、麦門冬、知母、牛膝からなり、組成からは白虎湯や麦門冬湯、牛車腎気丸などの馴染みのある処方に似ている。胃熱を冷まして陰を増やす薬が並んでいる。ちなみにこれは張景岳の「景岳全書」に載っている処方だが、さすがだなあと思う。

　玉女煎を用いるまでもなさそうな軽症の熱の場合は、梨の皮や蔗漿（つまり砂糖水）を服用させよとある。梨は実も食べてもよい。こちらのほうが甘くて熱を冷ます作用が強そうだ。

以上は普通の人が温病にかかった場合だが、もともと腎陰虚の人の場合は、陰がより早く危険に晒されるので、さらなる注意が必要だ。温病では病は上から下へ伝播するから、口鼻→肺→腎と侵攻してきてもおかしくない。五行論でも肺の病は腎に及びやすい（「母病及子」という）。そうすると、腎がそのうちに陥落するのは想定内だから、指をくわえてみている場合ではない。先回りして腎の守りをガッチリ固めるのだ。

腎は、五味でいえば「鹹」に親和性がある。だから、鹹味で寒性の薬を使うと、これは腎へ到達しやすい。これをもともとの治療薬である甘寒薬に配合することで、甘寒薬も腎へ引っ張って行ってくれるので、目的達成というわけである。鹹寒薬の例はここでは挙げていないが、温病では鼈甲、亀甲などがよく用いられる。

さて、本条では「験舌」の重要性が説かれた。つまり舌をよく診て判断せよということである。舌苔や舌質の色など、まあ舌診である。温病派では舌のほか、歯をよく診よう（験歯）というのもある。このあたりは後のほうの条で述べる。

衛分証	・温熱邪が口・鼻より侵入。邪気犯肺。 ・病位は浅く表証に属し、持続は短く、病状は軽い。 ・**肺失宣降・衛外機能失調**。
気分証	・温熱邪が裏にある状態。 ・伝変：①衛分から、②直入、③伏邪内発 ・正邪とも盛んで激烈に闘争。**臓腑機能失調**。
営分証	・温熱邪が心・心包に深入、**津液が損傷**。 ・伝変：①衛分から逆伝心包、②気分から、③伏気 ・**心神失調（意識障害）**。
血分証	・温熱邪が心・肝・腎に深入、**血液が損傷**。 ・伝変：①気分より、②営分より、③伏邪内発 ・脈外へ**出血**。

第6条 若其邪始終在気分流連者、可冀其戦汗透邪、法宜益胃、令邪与汗併、熱達腠開、邪従汗出。解後胃気空虚、当膚冷一昼夜、待気還自温暖如常矣。蓋戦汗而解、邪退正虚、陽従汗泄、故漸膚冷、未必即成脱証。此時宜令病者、

安舒静臥、以養陽気来複。旁人切勿驚惶、頻頻呼喚、擾其元神、使其煩躁。但診其脈、若虚軟和緩、雖倦臥不語、汗出膚冷、却非脱証。若脈急疾、躁擾不臥、膚冷汗出、便為気脱之証矣。更有邪盛正虚、不能一戦而解、停一二日再戦汗而愈者、不可不知。

(意訳)
　もし感受した邪がずっと気分に留まっている場合は、戦汗(せんかん)でもって邪を透出させてしまいたい。胃を守りつつ邪を汗と合わせ、熱が皮膚の穴に達してこれを開放すれば、邪は汗にしたがって出ていく。
　病が治った後は、胃気が空虚になってしまっているので、体を温めることができずに皮膚は一晩冷えているが、気が回復して自然といつものように暖かくなってくるのを待つのだ。
　戦汗が出て病を追い出したが、邪は去ったものの正気が減り、陽気が汗にしたがって漏れ、そのために徐々に皮膚が冷えてきているが、まだ脱症にはなっていない。このときは患者を安静にして寝かせ、陽気の回復を待つのがよい。くれぐれも側で患者を驚かせたりしてはいけない。そんなことをしては呼吸が頻回になって喘ぐようになり、心神不安定となり、煩躁させてしまうことになる。
　脈を取ってみて、もし虚・軟・緩であったなら、患者がだるくて臥したままものをいわない状態で、汗が出て皮膚が冷えていても、脱証ではない。もし脈が急で速く、ざわざわして寝ていられず、皮膚が冷えて発汗するようなら、気脱(きだつ)の証と考えたほうがよい。
　さらに、邪盛正虚(じゃせいせいきょ)があって、戦汗を1回出させただけでは治すことができないが、1、2日経って再び戦汗を出させると治癒する場合もあることを知っておくべきである。

　流連とは、「留恋」とも書くことがあるようで (cf. 第2条)、温病の本にもよく出てくる。恋というのは、とくに男というものは、振られてしまった後でも結構イジイジとメメしいものである。女性に未練たらしく付きまとう者もいて、邪が気分に留まってなかなか去らない、というのとイメージがピタリと重なって、

なかなかいい表現（？）である。

　さて、戦汗という単語が何度も出てきているが、傷寒の初期に麻黄湯で汗とともに邪を吹き飛ばすような、そういう治療法を採用したときに出るのがこの戦汗である。正気と邪気が戦うときに出る汗であり、これが出る、出せるということは、正気が体に十分ある、ということでもある。普段健康な人は、感冒にかかっても、麻黄湯を飲まなくても、じっと寝ているだけでやがて戦汗を発してスパッと治っていくものだ。余計な薬なんか飲まないのだ。温病でも同じである。普段から体を鍛え、正気を充実させておくのが大事なのだ。

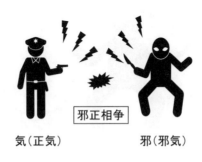

気（正気）　　　　邪（邪気）

　戦汗が出て治癒した後は、正気は邪気と刺し違えて圧倒的勝利を収めたには違いないが、正気もいくぶん損じている。体温が下がっていくとき、陽気もいくらかは汗とともに流れ出てしまっているのだ。しかし、そもそも元が健康な人だから、この程度では気は虚脱してしまうことはない。つまり脱証にまでなることはない。やはりじっと寝ていればそのうち元の通り元気になって体も温まってくる。

　それなのに、「脱証かもしれない！　大変だ！」などと治療者が患者の枕元でうろたえてはいけない。それだと治るものも治らなくなってしまうから、これを戒めている。脱証では、脈は穏やかではなく急速で、患者は静かに眠っていることなどとてもできないものだ。

　戦汗を出せないような状況でも、焦ってじたばたしなくてもよい。少し待てば気が熟して、戦汗を一発出して治癒に導けることもあるので、臨床家はこういう経験をちゃんと知っておくように、ともいっている。

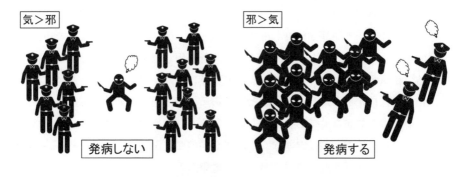

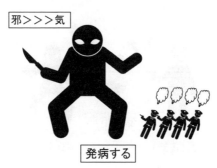

第7条　再論気病有不伝血分、而邪留三焦、亦如傷寒中少陽病也。彼則和解表裏之半、此則分消上下之勢、随証変法。如近時杏、朴、苓等類、或如温胆湯之走泄。因其仍在気分、猶可望其戦汗之門戸、転瘧之機括。

（意訳）
　前条に続いて再度、気分証の温病が営分・血分に伝わらずに三焦に留まっていることについて論じてみよう。
　この状態は、傷寒でいえば少陽病に相当するようなものだ。傷寒の場合は半表半裏の位置に病邪がいて、和解させればよかった。
　温病の場合は上焦・下焦に分けて分消して邪の勢いを殺ぐというふうに、証に応じて方法を変えるのだ。
　温病ではこの「邪留三焦」の間に杏仁、厚朴、茯苓や温胆湯（うんたんとう）を投与し、邪を追い出すのだ。

> この時点では、邪はまだ気分にいるので、まだ戦汗を出させて皮膚の門戸を開け、邪を追い出すという方法を採れる可能性があるわけだ。

　分消法については第2条で触れたが、要は邪をその存在位置（上焦・中焦・下焦）で分けて、各個撃破するのであった。水の通り道で水の豊富な三焦に邪がいれば、水洗トイレのように水ごと排泄してしまう方法である。杏仁、厚朴、茯苓はそれぞれ上焦、中焦、下焦に効く去湿薬で、3つの薬で邪を分消するわけだ。温胆湯は、半夏・陳皮・茯苓・生姜・枳実・竹茹・甘草からなり、痰熱を追い出す処方であって、これも分消力をもった去湿剤である。
　面白いのは、この期に及んでもなお、戦汗で邪を追い出す方法を諦めていないところである。なるほど、三焦に熱邪がいたので、そこにある水を用いて体外へ押し流すという単純（？）手法が取れたのだが、熱が激しくて水が干上がっている場合はどうすればよいだろう？　…と考えると、このように邪を追い出すルートを常に計算に入れておき、虎視眈々と治癒を目指すのは、優れた視点だと思う。臨床上は、治癒できさえすればそれでいいのだが、例えば「熱があるから寒涼清熱剤を投与せねば！」と単純に考えていては、清熱しすぎて邪が内閉してしまい、かえって病はこじれたりするのだ。

第8条　大凡看法、衛之後、方言気、営之後、方言血。在衛汗之可也。到気才可清気。入営猶可透熱転気、如犀角、玄参、羚羊角等物。入血就恐耗血動血、直須涼血散血、加生地、丹皮、阿膠、赤芍等物。否則前後不循緩急之法、慮其動手便錯、反致慌張矣。

> （意訳）
> 　温病のおおよその診方を述べる。
> 　衛の後方を気といい、営の後方を血という。
> 　病邪が衛にいるときには、これを発汗させてもよい。
> 　病邪が気に到った場合は、ようやくこれを清ますことができる。

> 病邪が営に入った場合は、まだなお、熱を気分へ透出させた後に気分熱として清ますべきである。犀角・玄参・羚羊角などを用いる。
> 病邪が血に入った場合は、血液を消耗させたり出血させたりしてはいけないので、直ちに血熱を冷まし、瘀血が形成されないように散血するべきである。生地黄・牡丹皮・阿膠・赤芍などを処方に加える。
> こうしなければ、治療法の順序や緩急が乱れ、医者が手を動かすたびに間違うこととなり、かえってうろたえることになるのではないだろうか。

訳が正確ではないのだが、意訳ということで勘弁してもらいたい。

本条は、温病とくに温熱病（第9条参照）の衛分証・気分証・営分証・血分証の現れる順番をまず挙げ、次にそれぞれの治療の概略を述べている。とくに営分証・血分証については、用いるべき薬物の名称を挙げている。衛分証は第2条で、気分証は第7条で、それぞれ薬品名を挙げていたので、振り返ってみてほしい。

「温熱論」が、船上における師匠の問わず語りを弟子が口述筆記した形をとっているからなのか、「ここ（第8条）でこれが出てくるか！？」という気がしないでもない。こんな大事なことは最初のほうでまず述べてほしいものだ。「温病はだなぁ、これこれこういうのがあって、あ～忘れていた、こんなのもあったなぁ～。そうそう、これをまだいっていなかったな。それで、さっきの話の続きだが…」みたいな流れになっているのが、何ともまた船に乗っている雰囲気を醸しているようで、それはそれでよいのかもしれない。

この4つの治療法は暗唱してもよいかもしれない。「在衛汗之可也」、「到気才可清気」、「入営猶可透熱転気」、「入血就恐耗血動血、直須涼血散血」である。衛分証では邪を辛涼薬で発汗解肌し、気分証ではようやくここで気分の熱を冷ますのだった。邪が営分に入ってもまだ、熱を気分のステージへ押し戻して（熱を透過させて気分へ転出させる＝透熱転気）、気分証として治療することも可能であったし、血分に邪が入ったら、血脈がやられて血が損傷したり出血したりするといけないので涼血、散血するのだ。なお、涼血とは血熱を冷ますことであり、散血とは、熱邪によってできる瘀血を粉砕するような意味、あるいはそういう瘀

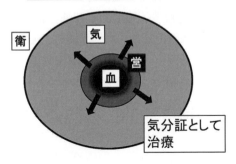

血ができないように予防することだ。

　医者は以上のことをしっかり遵守しないと、治療を誤ってしまい、患者を前にして狼狽してしまうのだろう。

　繰り返すが、本条は温病の衛・気・営・血の各分証それぞれの治療のエッセンスを述べている。葉天士の「温病論」でどこが大事かといわれれば、間違いなく本条である。衛・気・営・血とは何か、それぞれが止むとどういう症状をきたすか、というのが、「温熱論」が提唱した「衛気営血弁証」である。これは温熱病の根幹をなす大事な考えだ。

　また、それぞれをどう治療していくか、温病治療の極意は、「在衛汗之可也」、「到気才可清気」、「入営猶可透熱転気」、「入血…直須涼血散血」ということになる。

衛分証	★「在衛汗之可也」 →辛涼清解・宣降肺
気分証	★「到気才可清気」 →寒涼清熱・瀉下・補気養陰生津
営分証	★「入営猶可透熱転気」 →清営透熱・清心豁痰開竅
血分証	★「入血就恐耗血動血、直須涼血散血」 →清熱涼血・涼血散血

第9条　且吾呉湿邪害人最広。如面色白者、須要顧其陽気、湿勝則陽微也。法応清涼、然到十分之六七、即不可過於寒涼。恐成功反棄、何以故耶。湿熱一去、陽亦衰微也。面色蒼者、須要顧其津液、清涼到十分之六七、往往熱減身寒者、不可就云虚寒而投補剤。恐炉煙雖熄、灰中有火也。須細察精詳、方少少与之、慎不可直率而往也。又有酒客、裏湿素盛、外邪入裏、裏湿為合。在陽旺之躯、胃湿恒多。在陰盛之体、脾湿亦不少、然其化熱則一。熱病救陰猶易、通陽最難、救陰不在血、而在津与汗。通陽不在温、而在利小便。然較之雑証、則有不同也。

（意訳）
　わが呉の国は、湿邪が最も人を広範囲に障害する地域だ。
　患者の顔色が白い場合は、もともと陽虚体質なのだから、湿熱の邪を受けたときにはその陽気にいつも注意を払う必要がある。湿が勝つと陽気が衰えてしまうからである。治療法としては清涼薬を用いるのが適切だが、使いたい量の6〜7割程度にとどめておき、冷やしすぎて陽気を傷めつけてはならない。なぜかというと、湿熱が去るときに陽もまた衰えるからだ。
　患者の顔色が蒼い場合は、もともと陰虚体質なのだから、湿熱の邪を受けたときにはその津液にいつも注意を払う必要がある。清涼薬の効果が期待する程度の6〜7割に達すると、往々にして熱が減り身体が寒くなるが、ここで虚寒になっているからといって補陽剤を投与してはいけない。患者は素が陰虚火旺だから、炉に煙がなくなっても灰の中にまだ火が残っているような場合があるからで、補陽剤投与により熱邪が再燃するようなことがあってはいけないからである。病状を細かく観察し、薬は少しずつ投与し、最短距離で治してしまおうなどと欲張ってはならない。
　また酒飲みの患者は、裏の湿がもともと盛んなので、外から湿熱の邪が裏に入るとそれが裏湿と合体して湿熱病を発病する。陽が盛んな人では胃の湿がいつも多い。陰が盛んな人では、脾の湿がこれまた少なくない。けれどもどちらも結局化熱することにおいては同じである。
　温熱病の治療において陰を救うことはまだ易しいほうで、陽を通じさせることが最も難しいのである。

> 熱病の治療において、陰を救うのは血のレベルにおいてではなく津と汗のレベルにおいてであり、陽を通じさせるのは温めることにおいてではなく小便を利することにおいてである。この点が雑病の治療と異なる。

　葉天士はすっかり著名になったが、当時は身の回りの患者を相手にしていたわけで、当然ながら地域医療である。診療はその土地の気候を反映したものであったはずだ。葉天士の活躍した「呉」というのは、今の中華人民共和国江蘇省蘇州市のあたりになる。そこは海に面し、水路も街に張り巡らされ、気候は温暖多湿であるため、湿に起因する温病が多かったのだろう。私はまだ彼の地へは行ったことがないが、訪れた人ことのある人に聞くと、どうやら上のような地理的状況になっているようである。

　こういう background に全く注意を払わないとすれば、葉天士「温熱論」は少し理解しにくくなるわけだが、ご丁寧に「吾呉…」と書いてくれているおかげで読んでいるほうは「おやっ」と思うことができる。それでも何とも思わない人は、"知的不感症"なのだろう。

　さて、温病にはたくさんの種類の病があり、とくに呉瑭（呉鞠通）の「温病条弁」などにはたくさん出てくる。しかし、よくみるとそれらの本質は「湿邪を挟むかどうか」である。湿邪を挟まないただの「温熱病（おんねつびょう）」と、湿邪を挟む「湿熱病（しつねつびょう）」とに大別できる。温熱病については前条で述べたが、カラッとした湿度の低いところで流行る病、湿熱病については本条で述べるような多湿な地域で流行る病、と考えてもよいだろう。

　そういうわけで、本条は、患者のタイプを3つ挙げ、顔色が白い者（陽虚の代表）、顔色が青い者（陰虚の代表）、酒客（裏湿の溜まっている者の代表）についてそれぞれ湿熱病の治療において注意点を端的に述べている。いずれも理に適っている方法だ。

　葉天士は、陰を助けるには、一般の雑病治療でやるような補血養血（ほけつようけつ）ではなく、津を生み汗を止めることで、津液（しんえき）（陰）の自然な回復を待つのが温病治療のポイントであるという。また陽を通じさせるのも、一般の雑病治療でやるように熱薬で温めるのではなくて、利尿させることがポイントだという。この後半部分はわ

かりにくいが、結局は体内の湿邪を動かすことで三焦が通り、気機が巡り、陽気が自然と廻るようになるのを待つ、ということなのだろう。

　湿熱病は、湿＋熱という異質の邪が結合して起こるものであり、一旦結合すると分離しにくいものだという。したがって、治療にも手こずるのだ。翻ってわが国は、東北や北海道を除くと、多くのエリアが温暖多湿～高温多湿の部類に入るので、湿熱病の治療については、温病学に学ぶところが大であると常々思っている。これと対比的なのが、乾燥地帯の出血熱などで、湿を挟まない温熱病の知識が生かせる分野かもしれないと思っている。

第10条　再論三焦不得従外解、必致成裏結。裏結於何。在陽明胃与腸也。亦須用下法。不可以気血之分、就不可下也。但傷寒邪熱在裏、劫煉津液、下之宜猛。此多湿邪内搏、下之宜軽。傷寒大便溏為邪已尽、不可再下。湿温病大便溏為邪未尽、必大便硬、慎不可再攻也、以糞燥為無湿矣。

（意訳）
　三焦を外から解することができなければ必ず邪が裏で結してしまう、ということについてもう一度論ずる。
　裏結とは何処において起こるのか。その部位は陽明・胃と陽明・腸にある。これには下法を用いるべきである。
　しかし、傷寒と温病の違いを明確にできないうちは下してはならない。
　ただ傷寒の邪熱が裏にあるときは、これが津液を損傷するので、このときのみ強力にこれを下してよい。
　大量の湿邪が内に集結している場合には、これを軽く下すのがよい。
　傷寒で下痢している場合には、邪はすでに尽きており、もう下す必要はないし、下してはならない。
　湿温病で下痢している場合には、湿邪はまだ尽きていないということである。そのうち便は必ず固くなってくるが、その段階ではくれぐれももう下してはならない。便が燥いているということは、体内にはもう湿がないということだからだ。

三焦は水道つまり水の通り道であるから、ここが詰まると体内（とくに胃腸）に湿が溜まり、温邪を感受すると湿・熱が結合してしまう。こういう場合の治療としては、上焦に対しては邪を降下させる、中焦に対しては脾胃を強め湿を化す、下焦に対しては尿に誘導することで、湿熱邪を追い出す（分消）のだった。このように、湿熱病の治療には、三焦の理解と、病が三焦のどこにあるかを突き止めること（三焦弁証）と、三焦それぞれにふさわしい治法を用いることが大切だ。温病とくに温熱病においては「衛気営血弁証」があったが（第8条）、湿熱病ではこの「三焦弁証」が大切になってくる。なお、この提唱者は呉鞠通である。
　少し脱線するが、「霊枢」の営衛生会篇には、「上焦如霧、中焦如漚、下焦如瀆」とあり、三焦を上中下3分割してその特徴を述べている。つまり、上焦は霧のようになっており、中焦はいろんなものを加水分解しているところ（漚）のようだといい、下焦は排水溝（瀆）のようだといっている。

上焦	・霧露のように、<u>水穀の精微を全身へ敷布</u>し、人体を栄養する（<u>上焦如霧</u>）。 ・心・肺・心包
中焦	・醗酵のように、泡沫が浮かんでおり、<u>水穀を腐熟</u>させる（<u>中焦如漚</u>）。 ・脾・胃
下焦	・水溝のように、つねに<u>水穀の濁気を排出</u>する（<u>下焦如瀆</u>）。 ・肝・腎・胆・小腸・大腸・膀胱

　これを受けて、呉鞠通はその著「温病条弁」の中で、「治上焦如羽、非軽不挙」、「治中焦如衡、非平不安」、「治下焦如権、非重不沈」といい、上焦を治療するには、羽のように、軽い薬でないと挙がっていかない（から効果がない）、中焦を治療するには、天秤（衡）のように、不安定なところでバランスを取らないといけない、下焦を治療するには、錘のように、重い薬でないと沈んでいかない（から効果がない）と、三焦弁証後の三焦の治法について、きわめてシンプルなまとめを書いている。この3文も、第8条と同じく、暗誦するとよい。
　条文に戻るが、「気血之分」というのは何だろう。これだけでは私には何のことかわからなかったが、それ以下の文章で「下」と「便溏」のことが傷寒と湿熱病（湿温病）について対比的に書いてあるので、「傷寒と温病の違い」と考えた。

上焦湿熱	湿熱在肺 →辛香宣透・芳化湿濁。 ★「治上焦如羽、非軽不挙」
中焦湿熱	湿熱困脾・脾胃升降失調 →袪湿・理気行滞。 ★「治中焦如衡、非平不安」
下焦湿熱	小便不利→通利小便。 大便不通・溏泄不爽→導滞通腑。 ★「治下焦如権、非重不沈」

　では、傷寒と温病の違いを明確にしないうちに下法をかけてはいけない、というのはどういうことだろう。三焦が詰まって下法を用いようか…という場合は、便が出ていないはずだ。傷寒で便秘といえば陽明病だった。思い出してほしい。寒邪が陽明位で熱化し、これを冷まそうとする津液を脅かすのであった。治療法は瀉下法だった。だから瀉下すればよい。

　問題になるのは、似たような症状なのに、陽明病ではない場合だ。湿熱病で便が停滞している場合は、陽明病のような乾燥便ではなくて、ベチャッとした大便である。だから、陽明病の便秘を大黄や芒硝でバーンと瀉下解消したらすっきりするが、湿熱病の場合はすっきりしないで、残便感を伴う後味の悪さがある。それどころか、大黄や芒硝などで激しく瀉下すると、気が損傷を受けるだけで、肝心の湿邪は去ってくれないのだ。

　だから、最初に戻るが、湿熱病の便秘は、三焦を通じさせることで自然と解除を図るのがよいということになる。

第11条　再人之体、脘在腹上、其地位処於中、按之痛、或自痛、或痞脹、当用苦泄、以其入腹近也。必験之於舌、或黄或濁、可与小陥胸湯或瀉心湯、随証治之。或白不燥、或黄白相兼、或灰白不渇、慎不可乱投苦泄。其中有外邪未解、裏先結者、或邪鬱未伸、或素属中冷者。雖有脘中痞悶、宜従開泄、宣通気滞、以達帰於肺。如近俗之杏、蔻、橘、桔等、是軽苦微辛、具流動

之品可耳。

> （意訳）
> 　また人の身体において、胃というのは腹の上部に位置し、体では「中」になる。
> 　ここに圧痛があったり、自発痛がしたり、痞えて脹ったりする場合は、苦味で湿熱を除去排泄する苦泄薬を腹の近くに入れる。その際には必ず舌を診ることだ。舌が黄色かったり濁っていたりする場合は、湿熱痰濁証であるから、小陥胸湯や瀉心湯を与え、証にしたがってこれを治療する。
> 　あるいは舌が白くて燥いていない場合、黄白色を兼ねている場合、灰白色で渇しない場合は、やたらと苦泄薬(くせつやく)を投与してはならない。その中には、外邪がまだ解していないけれども裏が先に鬱結している場合や、邪が鬱して伸びない場合、もともと中が冷えている場合、があるのだ。胃中に痞え悶える感じがあるといっても、痞えを苦泄薬で取ってもよい場合もあれば、別の薬で気滞(きたい)を解除してもよい場合もあり、とにかくそうやって肺まで気を通じさせるとよいのだ。
> 　最近俗に用いられている、杏仁・肉荳蔲(にくずく)・橘皮・桔梗(ききょう)のような薬は、軽苦微辛の薬で、気を流動させる作用を具える品であり、まあ使ってもよいというだけだ。

　脘というのは、現在でも「上脘(じょうかん)」「中脘(ちゅうかん)」「下脘(げかん)」といった経穴に名を残していて、「胃脘(いかん)」などともいうが、つまり胃のことである。胃が痞えたり痛んだりするのは、傷寒でいう結胸証・痞証であった。舌診（験舌）をきちんと行い、「ああ舌苔が黄色で汚いな、これは湿熱による痰が原因だ」と判断したら、傷寒と同じく小陥胸湯や半夏瀉心湯などの苦寒薬でこれを治療すればよい。これは辛開苦降法（または辛開苦泄法）といわれる、温病治療の常套手段だ。辛味で脾を整えて気を昇らせ、苦味で胃を整えて濁を下すことで、気が留まって痞を形成することを抑えるのだ。また、一旦できた痞も、辛開苦降により解消する。
　一方、痰湿がひどくないと判断した場合は、めったやたらと苦泄薬を投与しさえすればよい、というわけではない。これだと陽気が損傷されてしまい、患者は

冷えてしまうから、使いすぎを戒めるのは当然のことだ。

　湿熱による胃の痞悶があっても、上のように開泄（すなわち辛開苦泄のこと）したり、あるいは気滞を宣通（つまり理気化痰などで気滞を解除すること）したりして、とにかく肺まで気を通じることで、肺を経由して湿熱邪を体外に放出すればよいわけで、これも前条と同じく、温病と傷寒とで治療法が異なる例である。

第12条　再前云舌黄或濁、須要有地之黄。若光滑者、乃無形湿熱中有虚象、大忌前法。其臍以上為大腹、或満、或脹、或痛、此必邪已入裏矣。表証必無、或十只存一。亦要験之於舌、或黄甚、或如沈香色、或如灰黄色、或老黄色、或中有断紋、皆当下之、如小承気湯、用檳榔、青皮、枳実、元明粉、生首烏等。若未見此等舌、不宜用此等法。恐其中有湿聚太陰為満、或寒湿錯雑為痛、或気壅為脹、又当以別法治之。

（意訳）
　さて、前に述べたように、舌が黄色かったり濁っていたりするものは、表面の舌苔だけが黄色いのではなく、すべて舌そのものの地の色が黄色いのだ。
　もし舌がツルツルと光っている場合は、目にみえない湿熱の中に目にみえる形で虚が現出しているものであり、前述の治療法、すなわち湿熱痰濁証のときに用いた小陥胸湯や瀉心湯を投与することは、絶対にやってはいけない。
　臍より上を大腹というが、ここが膨満していたり、脹っていたり、痛んだりする場合は、邪がすでに裏に入ってしまっているのだ。表証は全くないか、十に一つくらい残っているくらいである。
　この場合もまた舌をよく診ることが必要だ。黄色が強かったり、沈香色だったり、灰黄色だったり、老黄色だったり、中に裂紋があったりする場合には、すべてこれを下すべきで、小承気湯などを投与したり、檳榔・青皮・枳実・元明粉・生首烏なども用いる。
　もしこのような舌証がみられなければ、これらの処方、薬を用いてはいけない。腹の中に湿があり太陰に集まって腹満を形成していたり、寒湿が錯雑して腹痛を起こしていたり、気が壅がって腹脹を起こしていたりしてはいけ

ないので、また別の方法で治療すべきである。

「再前云舌黄或渇」の「渇」は、本稿のテキストとしている「温熱経緯」（王孟英・著）ではそうなっているが、意味が通じないので、第11条にあるとおり「濁」とするのが正しいだろう。舌が黄色いということは湿熱がこもっているということなのだが、普通は舌苔が黄色くみえる。しかし、舌苔が剥がれ落ちて無苔になっている場合もある。それが「光滑者」だ。舌苔が剥がれ落ちてもみえるのは舌そのものであるから、それが黄色いといっているのである。「地之黄」とはそういうことだ。

衛分証	・発熱・微悪風寒・汗（無～微）・口微渇・頭痛・咳嗽・咽喉腫脹疼痛。	
	・舌尖辺紅、苔薄白。脈浮数。	
気分証	・身熱不悪寒（悪熱）・汗出・口渇欲飲・咳・痰黄燥・大便燥結・小便短赤。	
	・舌苔黄。脈数有力。	
営分証	・身熱夜甚・煩渇（～口渇不甚～不渇）・心煩不寝・時有譫狂・神昏譫語・下窒肢厥。	
	・舌紅絳、無～黄燥苔。脈細数。	
血分証	・身熱無汗・口乾・吐衄・便尿血・発斑・頭痛眩暈・心煩不寝・四肢痙攣。	
	・舌紫絳、無～苔黄。脈数、細～虚。	

さてその無苔というのは、舌苔がないか、あっても剥がれるのだ。こういう苔を舌圧子で擦ってやるとボロボロと簡単に取れる。いわゆる「無根」の苔で、こういう場合は気が虚しているのである。ちなみに気が実している場合には、苔を擦ってもなかなか取れない。"舌苔取り"のブラシがあると聞くが、こういうものでいくら擦っても無駄な抵抗なのである。

湿熱が内にあって気が虚、というのだから、患者は湿熱痰濁証よりも弱ってい

る。したがって湿熱痰濁実証用の小陥胸湯や瀉心湯などの苦寒薬を投与すると、ますます気が虚してしまうからダメだ、といっているのだ。

　上腹部の膨満というか硬満があって、脹満・圧痛もあれば、裏熱実証だから、舌診で確認した上で小承気湯などで下してよいのだ。やはり舌証は大事だということだ。

　ちなみに色のことだが、沈香色とは濃い黄褐色、灰黄色とは灰色がかった黄色、老黄色とはくすんだ濃いめの黄色、いずれもここ（白黒）では示せないのが残念だ。

第13条　再黄苔不甚厚而滑者、熱未傷津、猶可清熱透表。若雖薄而乾者、邪雖去而津受傷也、苦重之薬当禁、宜甘寒軽剤可也。

> （意訳）
> 　また、黄苔がそれほど厚くなくて潤滑である場合は、熱がまだ津液を損傷していないので、まだ清熱透表できる。
> 　もし黄苔が薄くても乾いている場合は、熱邪は去っていても津液は損傷を受けているので、苦味の重い薬は禁忌であり、甘寒の軽剤がよい。

　ここでも験舌の所見による処方の可否を提示している。黄苔が厚い場合はもちろん熱盛かつ湿盛だが、本条では「不甚厚」すなわちそれほど厚くないが、津液がまだ余っており、熱は致命的なまでには重大ではない。津液による冷却がまだある程度は利いているのである。だから津液は何とかintactと考えて、ギリギリセーフで清熱透表治療が可能、といっているのだ。

　ところが「黄色不甚厚」であっても、安心しきってはいけない。舌苔が乾燥していると、熱盛ではなくても津液はもうカラカラで尽きかけていることを意味する。だから苦重薬を使うと、下痢したりして津液がなお無くなるのでいけない。甘寒の軽剤で熱を冷まし、かつ津液を温存せよということである。

　本条でもそうだが、温病治療では常に津液に気を遣っているのが痛いほどわかる。それほど津液不足というのはlethalな状態だったのであろう。現在は輸液

ができるので、かなり余裕のある治療ができていることになる。

第14条　再論其熱伝営、舌色必絳。絳、深紅色也。初伝、絳色中兼黄白色、此気分之邪未尽也、泄衛透営、両和可也。純絳鮮色者、包絡受病也、宜犀角、鮮生地、連翹、鬱金、石菖蒲等。延之数日、或平素心虚有痰、外熱一陥、裏絡就閉、非菖蒲、鬱金等所能開、須用牛黄丸、至宝丹之類以開其閉、恐其昏厥為痙也。

（意訳）
　気分の熱が営分に伝わると、舌の色は必ず絳となる。絳とは深紅色である。初めて伝わったときには絳色の舌の一部分に黄白色がみられる。これは気分の邪がまだ尽きていないからであり、衛分を開放しておいて営分から気分へ熱邪を透徹し、営衛を和することができる。
　純粋な絳舌で鮮やかな色の場合は、心包絡が病を受けている。犀角・新鮮な生地黄（しょうじおう）・連翹（れんぎょう）・鬱金（うこん）・石菖蒲（せきしょうぶ）などを用いるのがよい。
　このような状態が数日長引いたり、あるいは平素から心が虚して痰がある場合は、外熱がひとたび陥入すると、裏の経絡を閉ざしてしまうので、このような場合は、菖蒲・鬱金などではこれを開くことができない。安宮牛黄丸（あんぐうごおうがん）や至宝丹（しほうたん）の類を用いてその熱閉を開き、昏厥して痙攣を起こさないようにするのである。

　験舌の重要性がさらに謳われている。熱が深く達すると絳舌（こうぜつ）になる。深紅である。黄白色がみられるうちはまだ熱邪が気分から営分に達しきれていないから、透熱転気→衛分から追い出す、という手法が取れるのだった。
　黄白色がもうなくなり、すっかり深紅になってしまったら、もうそういう悠長なことはいっていられなくなる。直接、営分の熱を冷ます薬を投入しなければならない。
　以上のように、舌を診ることで病のステージを知り、投薬内容を変更することができるのだ。

安宮牛黄丸（出典：温病条弁）や至宝丹（出典：和剤局方）という処方が出てきているが、これらは熱毒のために意識障害（神昏）を起こしているものに用いる、清熱開竅・豁痰解毒の効能をもつ処方である。日本漢方の人には馴染みがないかもしれないが、温病治療の基本処方である。牛黄・犀角・麝香・朱砂・雄黄・氷片といった鉱物性もしくは動物性の生薬を多量に配合しており、菖蒲・鬱金などの植物性生薬では太刀打ちできないものには、こういう鉱物性・動物性生薬でガツン（！）と治療したのだろう。ただし氷片は、竜脳という植物の樹脂から取り出した結晶で、天然化合物「ボルネオール」のことである。確かにスーッとする清涼感のある芳香剤だ。樟脳の成分でもあり、洋服ダンスの防虫剤の臭いといえばわかるだろう。

余談だが、私は初めて「氷片」という字をみたとき、氷のカケラ、いわゆるジュースとかカクテルに入れる"クラッシュドアイス"のことだと思った。「それはそれは清涼感あふれて温病のときに飲むと爽やかになってよいだろうけれど、昔の中国南部でどうやって氷を入手していたんだろうなあ、そもそも熱い煎じ薬に入れたら溶けるから、意味ないんじゃないのかねえ？」などと思ってしまったものだ。

現代医学の眼でみて、こういうのは何がどういうふうに効いているのだろうかと考えると、おそらく動物性生薬はホルモン的に、鉱物性生薬は神経細胞に直接浸透して（朱砂＝HgS、雄黄＝AsS はいずれも毒！）作用しているのだろう。ヒ素は一部の白血病（急性前骨髄球性白血病）の治療に現代でも用いられることがあるが、こういう「毒をもって毒を制す」みたいなのは、抗悪性腫瘍薬に多い。

温病だけでなく「傷寒論」でもこういう例はある。柴胡加竜骨牡蛎湯にはもともと鉛丹が入る。これは Pb_3O_4 だから有毒であるため、ごく短期的な使用をしている間はまだしも、長期連用していると鉛中毒を起こすので、現在は除かれている。

話は再度脱線するが、私がボストンに留学していた10数年前、そのあたりに住む就学前の子どもたちは必ず血液検査を受けて血中の鉛濃度を調べなさい、ということになっていた。なぜなら、鉛中毒の子どもが結構みつかっていたからだ。では、なぜ鉛中毒がそれほど問題だったのかというと、アメリカの家は壁をペンキ塗りするが、ボストンには古い建物が多く（築20年物なんか"新築"とされ

ていて、私の住んでいたのは築 80 年であった)、当然ながら壁の塗替えのときに古いペンキ屑が出る。古いペンキには鉛が多く含まれていたから、子ども（とくに乳幼児）がそれを舐めたりすると、ここから鉛が体内に入っていたのだ。もうひとつの鉛の「供給源」は水道管だった。古い水道管が多く、しかもそれらは鉛でできていたから、子どもは水道水を飲むな、規定の処理をした水を飲むように、ということでずいぶんいろいろと気を遣いながら過ごしていたことを思い出した。

第 15 条 再色絳而舌中心乾者、乃心胃火燔、劫煉津液、即黄連、石膏、亦可加入。若煩渇煩熱、舌心乾、四辺色紅、中心或黄或白者、此非血分也。乃上焦気熱煉津、急用涼膈散、散其無形之熱。再看其後転変可也。慎勿用血薬以滋膩難散。至舌絳望之若乾、手捫之原有津液、此津虧湿熱薫蒸、将成濁痰、蒙閉心包也。

（意訳）
　もし絳舌で舌の中心が乾いている場合は、熱邪により心と胃が火で灼かれ、津液が火熱で劫かされているので、すぐに黄連や石膏も処方に加えるべきである。
　もし口渇がひどく煩悶し、熱にうなされ、舌は中心が燥き、辺縁が紅色で、中心が黄色かったり白かったりするのであれば、まだ熱邪は血分に入ってはいない。これはすなわち上焦の気が津液をゴウゴウと焼いているところであり、急いで涼膈散を用いてその無形の熱を散じるべきである。その後は、状況の変化に応じて治療すればよい。
　ここで決して血薬を用いてはいけない。その性質が滋膩なので、熱邪を散じにくくなるからである。
　絳舌をみるだけでは燥いていても、手で触ってみると津液がまだある場合は、津液が虚損し湿熱が燻って蒸し上げられ、まさに、濁痰が形成されてそれが心包を蒙閉しようとしているところなのだ。

前条の絳舌からさらに進んで、熱が強くて乾燥した状況になっている。津液の危機だ。だから黄連に石膏（$C_aSO_4 \cdot 2H_2O$。これも鉱物薬だ）を加えて、清熱存陰せよということだ。舌を診て、まだ邪は血分にまで至っていないとわかれば、涼膈散で熱を除けとある。涼膈散は大黄・芒硝・炙甘草・黄芩・山梔子・連翹・薄荷からなる清熱解毒・瀉火通便剤であるが、芒硝（$Na_2SO_4 \cdot 10H_2O$。これも鉱物薬だ）を除けば植物性ばかりでいささか頼りない感じもしてしまう。もう熱邪が血分に入りそうだ、ということで、犀角などの涼血清熱薬を用いたくなるが、その粘膩性がかえって熱を閉じ込めてしまうらしいので、ここでは使うなと書いてある。

　絳舌で、一見乾燥舌のようで、手で触って（捫＝さぐる）みると濡れていることがあるという。津液が残存していて、何だかよい状態のようにみえるが、これは怪しい。実は裏では津液がなく、したがって火が旺盛になっており、これによって表近くにあった少量の津液が蒸し上げられて、それがわずかに舌に載っかっているだけだというのである。裏の津液は、熱邪により煮詰められて痰濁になっていて、粘っこいので、心包を閉じ込めてしまうらしい。蝋で口を封印されたウイスキーのボトル（Maker's Mark など）を思い出すことができると、理解に役立つかもしれない。

第16条　再有熱伝営血、其人素有瘀傷宿血在胸膈中、挟熱而搏、其舌色必紫而暗。捫之湿、当加入散血之品、如琥珀、丹参、桃仁、丹皮等。不爾、瘀血与熱為伍、阻遏正気、遂変如狂、発狂之証。若紫而腫大者，乃酒毒衝心。若紫而幹晦者、腎肝色泛也、難治。

> （意訳）
> 　もし熱が営血に伝わった場合、患者がもともと胸膈の中に瘀血をもっていると、これが熱を得て営血を激しく打つようになるので、舌は決まって暗紫色になる。
> 　これを手で触ってみて湿り気がある場合には、琥珀・丹参・桃仁・牡丹皮など散血の薬を、もとの涼血散熱の処方に加える。

> 治療がうまくいかない場合は、瘀血と熱とが相乗的に正気を妨害し、ついには狂人のように変わり、発狂の証を呈するようになる。
> もし紫舌で腫大している場合は、酒の毒が心を衝いているのである。
> もし紫舌で乾燥して色が暗い場合は、腎・肝の臓そのものの色が現れていて、これは難治である。

　熱邪が、今度はもともと瘀血がある患者に取り付いた場合を挙げている。瘀血とか痰飲というのは、ある病変の産物であるが、これがまた別の病変の原因ともなるやっかいなものである。それぞれ血、津液が滞ってできたものだ。単独でも悪さをするのに、熱邪とタッグを組まれたら、なお厄介である。本条では営・血に熱邪が進行し、とくに血分の瘀血と組んでいるので、治療としては散血薬、すなわち活血化瘀薬を用いて、瘀血を潰すのである。気分証のところでやったように、三焦の飲は分消するのだった。これを思い出すと、大きなものは細かくして、複雑なものは簡素化して、各個撃破すればよいのだ。だから本条でも熱がくっ付く相手方の瘀血をまず粉砕するのである。温病では、熱を攻撃する処方はすでに投与してあるはずだから、これに活血薬を足せばよいのだ。
　これに失敗すれば、瘀血＋熱は正気を圧倒・阻害して、傷寒の太陽病蓄血証のように発狂がみられるのだ。ちなみに傷寒論では、強力な活血化瘀剤である抵当湯、桃核承気湯などで治療する。
　ところで漢方では、顔に臓の色が現れる（真臓色）と危険だという。顔色はともかく舌でもいえるだろう。五行配当表でもご存知だろうが、腎の真臓色は黒で、肝のそれは青だから、顔色はともかく舌でも紫で色が暗いというのはこれであろう。そしてそもそも舌が乾燥しているわけだから、気も尽きかけていて、難治とか何とかいう前に、生命の危険を表している。

第17条 舌色絳而上有粘膩、似苔非苔者、中挟穢濁之気、急加芳香逐之。舌絳欲伸出口、而抵歯難驟伸者、痰阻舌根、有内風也。舌絳而光亮、胃陰亡也。急用甘涼濡潤之品。若舌絳而乾燥者、火邪劫営、涼血清火為要。舌

絳而有砕点白黄者、当生疳也。大紅点者、熱毒乗心也。用黄連、金汁。其有雖絳而不鮮、乾枯而痿者、腎陰涸也。急以阿膠、鶏子黄、地黄、天冬等救之。緩則恐涸極而無救也。

> （意訳）
> 　絳舌で舌の上に粘液がべっとりとあり、それが苔に似ているが苔ではない場合は、中焦に汚く濁った湿気が存在している。急いで芳香の薬を処方に加えてこれを逐い出すべきだ。
> 　絳舌で、舌が乾燥しておらず、舌を出そうとしても歯に当たったり、サッと出せなかったりする場合は、痰熱が舌根を押さえ込んでいるもので、肝の内風があるのだ。
> 　絳舌で表面がテカテカ光っている場合は、胃の陰が亡んでいるのである。急いで甘涼濡潤の薬を用いて胃陰を補うべきだ。
> 　絳舌で乾燥している場合は、火邪が営を脅かしているので、血を冷まして火を消すことが必要だ。
> 　絳舌で、ブツブツと点があってそれが白黄の場合は、まさに疳の病を生じようとしているのだ。大きな紅い点の場合は、熱毒が心に乗っかったのである。黄連、金汁を用いる。
> 　絳舌であっても色が鮮やかでなく、舌が乾いて枯れて萎縮している場合は、腎陰が涸渇してきているのだ。急いで阿膠・鶏子黄・地黄・天門冬などを用いて、これを救うのだ。急がないと、腎陰がすっかり涸竭してしまい、もう救えなくなってしまう。

　穢濁とは、読んで字の通りである。汚穢混濁。けがらわしい濁ったものである。何かわからないがそういうものがお腹にあるというのだ。これを芳香の薬で治療せよというのである。

　芳香とは、佳い香りであるが、ものが佳い香りがするのは、その中に芳香化合物が含まれているからである。芳香化合物にはときに悪臭を発するものもある。芳香化合物は揮発性で、鼻から吸い込まれると嗅覚〜前脳へと運ばれ、ここで神経を刺激する。その結果、体のいろんな部位へ信号が送られ、生理活動に変化が

生じるわけだ。だから、いい匂いというのは、決して感情的によい（悪い）作用をもたらすだけではないのだ。ということは、トイレなどで使う芳香剤も、もちろん気分的以上の働きがあるのだ。

さて、そのような芳香をもつ植物は、古くからその薬としての作用に目が付けられていた。生薬には芳香がするものが多いが、まあそういうことだ。とくに漢方・中医の治療では芳香薬の位置付けは大事で、湿を化する（化湿）作用を期待され、とくに脾の湿を去るためによく用いられる。ここでは薬の名称は書かれていないが、薄荷、藿香などがよく用いられる。これで開胃降濁させるのである。つまり、邪は下から追い出す。

肝風内動が起こるとき、舌の出し入れ運動がうまくできないうえに舌の痙攣がみられる。舌が短くなったようにみえるので舌短といい、現代でいえば中枢神経系異常（とくに舌下神経麻痺）により舌の運動が妨げられ、舌の線維攣縮をも起こしているわけだ。

肝風内動には、陽熱亢盛によるものと陰虚火旺によるものとがある。ここでは陰虚火旺によると考えても悪くはないのだが、このシリーズはそもそも温病の話で、舌色が絳でもあるので、まず陽熱亢盛によるものを挙げておくのがよいかなと思ってそのように意訳した。治療法も薬も書かれていないが、ここでは平肝熄風する必要があって、さらに痰熱があるので、釣藤鈎・天麻・羚羊角など滌痰作用のある薬を用いる。

「舌絳而光亮…」以下は、熱が陰を加熱蒸発させてしまい、陰虚すなわち陰が枯渇しているケースについて書いてある。甘草などの甘味で脾胃を整え陰を増やす。

なお、「疳の病」というのは、疳の虫、夜泣き、ひきつけなど、"樋屋奇應丸®"などを使う小児にみられる神経症状が有名だが、ここでは温熱による口腔内病変の話なのだから、現在の麻疹や手足口病を指すと考えるほうが自然だ。これらは「口疳」といい、黄連や金汁などの清熱解毒薬で治療するのが理にかなっている。なお、樋屋奇應丸には牛黄・麝香・沈香・熊胆などの芳香開竅・鎮痙作用のある薬が主成分であり、確かに中枢神経症状に効きそうだ。

ちなみに、疳は「やまいだれに甘い」と書くから、五行では甘味は脾に入ることを考えれば、脾と関係があるらしい。よく「癇癪」というが、これは「疳積

とも書き、甘いものなどを食べすぎて腹の中に食積（しょくしゃく）ができ、これによって疳症状が起こると考えられる。

第18条　其有舌独中心絳乾者、此胃熱心営受灼也、当於清胃方中、加入清心之品。否則延及於尖、為津乾火盛也。舌尖絳独乾、此心火上炎、用導赤散瀉其腑。

（意訳）
　　ただ舌の中心だけが絳で、乾燥している場合は、胃熱を受けて心営が灼かれているのである。まさに胃を清ます処方に心を清ます薬を加えるべきだ。もしそうしなければ、病変は舌尖にまで及び、津液が乾燥し火が盛んになってしまう。
　　舌尖が絳で、ただそこだけが乾燥している場合は、心火が上炎しているのである。導赤散（どうせきさん）を用いて、心に対応する腑である小腸を瀉すのだ。

　望診上、舌の中心は「脾胃」と結び付けられている。第15条では舌全体が絳だったが、本条では真ん中だけが紅くて乾燥している。つまり第15条では気分と営分に火熱が広がっていたのだが、本条では脾胃とくに胃にのみ熱があり乾燥の状態にある、というのである。この胃熱を何とかして冷まさないと、火熱が広がり、津液がどんどん消耗してしまうというのだ。温病だから、気→営血へと進行してくるのだ。心は胃の火熱に焼かれているが、心に熱邪がまだ侵入したわけではない。けれども、ボヤボヤしていると「熱在心」に陥って営分・血分がやられてしまう。心を守るために、心を冷ます薬も胃熱除去薬に加えて飲ませよ、という指示である。前条の「熱毒乗心」に近い状態になるので、黄連、金汁でよいかもしれない。竹心（ちくしん）、生地黄なども用いられる。
　舌尖は「心」の異常を反映するが、ここが紅く乾燥しているのは、心の熱が上がってきているのだという。導赤散で小腸を瀉せと書いてある。導赤散は、清心熱の生地黄・竹葉・生甘草と、清小腸熱の木通（もくつう）からなり、心熱が小腸に及んで血尿が出るものを治療する処方である。処方名は、小腸の熱を瀉することで心熱を

導出させるという意味だろう。本条文を読んでも、心熱を清小腸熱だけで治せというように読めるが、処方構成をみると清心熱のほうがメインである。

第19条 再舌胎白厚而乾燥者、此胃燥気傷也、滋潤薬中加甘草、令甘守津還之意。舌白而薄者、外感風寒也、当疏散之。若白乾薄者、肺津傷也、加麦冬、花露、芦根汁等軽清之品、為上者上之也。若白苔絳底者、湿遏熱伏也、当先泄湿透熱、防其就乾也。勿擾之、再従裏透於外、則変潤矣。初病舌就乾、神不昏者、急加養正透邪之薬。若神已昏、此内匱矣、不可救薬。

（意訳）
　また舌苔が白くて厚く、しかも乾燥している場合は、胃が乾燥して気が損傷を受けているのだから、滋潤薬の中に甘草を加え、「甘味は津液を守り、元の状態に回復させる」という意味を実行させるのだ。
　舌苔が白く薄い場合は、外感風寒なので、まさにこれを散じる。
　舌苔が白く乾燥して薄い場合は、肺の津液が損傷を受けているので、麦門冬・花露・芦根汁などの軽くて熱を清ます薬を加える。「上にあるものは上で、つまりその場で治療する」のである。
　白苔があり深いところが紅いものは、湿によって熱が壅ぎ抑え込まれているのだから、まず泄湿透熱し、裏が乾燥するのを防ぐ。心配はいらない、裏から外に熱を透出すると、裏はすぐに潤った状態に変わるものなのだ。
　病の初期、舌はすでに乾燥しているものの意識の混濁がみられない場合は、正気を養い邪気を透出させる薬を急いで与える。もし意識がすでに混濁している場合は、すでに正気が欠乏しているので、薬で救うことはできない。

　この津液損傷への心遣いというか、配慮というか、本当に徹底しているなあと感心してしまう。昔の温病では津液を維持することにかなりの力を注いでいたのだ。むしろ熱邪対策のほうが二の次のような感じである。本条でも、駆邪よりもまず養陰を先行させるのである。もちろん、補陰しすぎると湿が湧いて邪が流連するから要注意だ。

「為上者上之也」というのは、肺（上焦、体の上部）にある病は、他へ移動したり誘導したりせずに、その場でやっつけよということだ。同じように「為下者下之也」ということもできる。透熱転気のような高等な技を使わずに、素直に in situ で治してしまえということだ。深く考えなくてもよいと思う。ここで、当然、体上部に効かせる薬は軽清の性質をもつものにする。そうでないと、例えば重たい薬だと、体下部へ沈んでしまって、上部では作用しない。「治上焦如羽」といったのはさて誰だったか？

　また、今なら、こういう患者を「若神已昏、此内匱矣、不可救薬」と諦めずにまだまだ十分治療できる。温病の勉強をしていると、抗菌薬、抗ウイルス薬、補液、人工呼吸 etc. と、現代医学の進歩の有難さを感じてしまう。

第20条　又不拘何色、舌上生芒刺者、皆是上焦熱極也、当用青布拭冷薄荷水揩之、即去者軽、旋即生者険矣。

（意訳）
　舌体が何色であるかにかかわらず、舌上に芒刺（ぼうし）を生ずる場合は、すべて上焦の熱が極まっている状態である。
　黒い布を冷たい薄荷水で濡らしたもので舌を拭って、すぐに芒刺が消えるものは軽症だが、すぐにまた芒刺が生じてくるものは重症だ。

　芒刺舌は、邪熱がひどくて津液が冒され、舌苔が干からびて棘のようにツンツンにケバ立っているものである。まあだいたいは重症の熱証や陰虚証なのだが、それでもその程度を知り、処方を使い分けなければならない。
　そのテスト法として薄荷水を用いたものを挙げている。布を薄荷水に浸したもので舌苔を拭ってやり、舌苔が湿り気を得て芒刺が消える場合（色もせいぜい灰色）は比較的軽症、消えずにすぐにまた芒刺が毛羽立ってくるものは重症（色はほぼ黄色〜褐色）と判定するわけだ。いちいちそんなことをしなくても、当時の医師の観察眼なら、舌苔をみただけでわかりそうなものだが、という気もする。

第 3 部　温病学

第 21 条　舌苔不燥、自覚悶極者、属脾湿盛也。或有傷痕血跡者、必問其経掻挖否、不可以有血而便為枯証、仍従湿治可也。再有神情清爽、舌脹大不能出口者、此脾湿胃熱、鬱極化風、而毒延口也。用大黄磨入当用剤内、則舌脹自消矣。

> （意訳）
> 　舌苔が乾燥しておらず、胸がこの上なく悶々と鬱陶しい場合は、脾の湿盛（しっせい）に属する。傷痕や出血の跡がある場合は、ここを掻き壊したことがあるかどうか必ず問診すべきである。出血痕があるからといって、これをあっさりと血枯証（けっこしょう）だと判定してはならない。湿にしたがって治療すべきである。
> 　また、意識が清明でありながら、舌が腫大して口から外に出せない場合は、脾胃の湿熱が鬱積し、極まって風に化し、その毒が口に及んだものだ。大黄を削って粉末にして薬に加えて服用させると、舌の腫れも自然に消える。

　脾の湿盛では、脾は湿を嫌うので、脾が傷めつけられる。したがって、全身の気の巡りが悪くなる（脾失健運（ひしつけんうん））。すると胸のあたりがムカムカと苦しくなる。体表の傷跡などに騙されずに本質（脾失健運）を見抜いてそこを治せというのである。いつの時代も本質を見抜く目は大事である。最近読んでいるビジネス書にも「時代の本質を見抜くことが肝要！」などと書いてあるのだが、そもそも本質を見抜くことができる人はそんな本なんか読まないだろう…。
　ところで、この条文を読んでいつも思い出すのはアトピー性皮膚炎である。アトピーは血枯ではなく血虚のことが多いのだが、病態としては血燥生風（けっそうしょうふう）が多いので、治療では補血止痒（ほけつしよう）…となりそうだがそれだけではうまくいかないことが多い。脾虚により湿盛になっている場合が結構みられ、補脾することで治っていくことをしばしば経験する。おのずと茯苓・白朮をよく使うことになる。
　気が鬱して毒と化すと舌が腫れる。こうなったものを大黄末で瀉下すると、腫れが自然と取れるというのだ。

第 22 条　再舌上苔白粘膩、吐出濁厚涎沫、口必甜味也、為脾癉病、乃湿

熱気聚与穀気相搏、土有余也、盈満則上泛、当用省頭草、芳香辛散以逐之則退。若舌上苔如碱者、胃中宿滞狭濁穢鬱伏、当急急開泄、否則閉結中焦、不能従膜原達出矣。

> （意訳）
> また、舌苔が白くて粘膩で、濁った粘稠な唾液を吐き出す場合、口は必ず甘くなる。これは脾が疲労したことによって起こる脾癉(ひたん)の病である。湿熱の邪気が集まって穀気とぶつかりあい、土の気が有り余って、満杯になって上から溢れ出るのだ。ここで省頭草(しょうとうそう)を用いて、その芳香清散作用で有り余った土の気を追い出せば、退いていく。
> もし舌上の苔が石鍼(いしばり)のようにツンツンと尖っている場合は、胃の中で飲食停滞物が濁穢と相まって鬱伏しているのである。大至急これを開泄すべきで、しなければこれが中焦を閉結してしまい、これが膜原(まくげん)に達してしまうと、そこからこれを排出させることができなくなる。

脾癉というのは耳慣れない言葉かもしれない。「素問」奇病篇第47にこうあるのが参考になるだろう。

帝曰「有病口甘者、病名為何。何以得之。」
岐伯曰「此五気之溢也、名曰脾癉。夫五味入口、蔵於胃、脾為之行其精気、津液在脾、故令人口甘也。此肥美之所発也、此人必数食甘美而多肥也。肥者、令人内熱、甘者令人中満、故其気上溢、転為消渇。治之以蘭、除陳気也。」

> （意訳）
> 黄帝がいう。
> 「口が甘くなる病気があるが、病名は何か。なぜ起こるのか。」
> 岐伯が答える。
> 「これは五気が溢れたもので、病名は脾癉といいます。五味が口に入ると、胃に蓄えられ、脾がその精気を全身に巡らせます。脾気は甘みをもつので口が甘く感じるのです。これは患者がグルメなために起こるもので、患者は必

> ずカロリーの高いものを食べすぎて肥満しています．肥満すれば内熱をもちますし，甘いもので満腹になりますので，気が上がってきて，消渇に転じます．これを治すには蘭を用い，腹に溜まっている古い気を除去するのです．」

　脾癉は，今でいうメタボであろう．それに，食べすぎで胃腸が疲れているのだ．「消渇」は糖尿病のことで，当然ひどくなれば口渇がする．
　脾癉は温病でなくても起こるので，本条では験舌の話のついでに登場しているものと思われる．
　なお，本条文にある「省頭草」というのは佩蘭(はいらん)のことである．「素問」文中には「蘭」とあり，芳香化湿し，醒脾開胃作用がある．
　膜原というのは，「募原」とも書くが，「素問」挙痛論には「寒気客於腸胃之間，膜原之下…」とあり，胸膜と横隔膜の間の部位を指すと考えられる．呉又可の「温疫論」には「邪従口鼻而入，則其所客，内不在蔵府，外不在経絡，舎於夾脊之内，去表不遠，附近於胃，乃表裏之分界，是為半表半裏…凡邪在経為表，在胃為裏，今邪在募原著，正当経胃交関之所，故為半表半裏」とあり，募原は半表半裏の位置にあるという．

第 23 条　若舌無苔、而有如煙煤隱隱者、不渴肢寒、知挾陰病。如口渴煩熱、平時胃燥舌也、不可攻之。若燥者、甘寒益胃、若潤者、甘温扶中。此何故。外露而裏無也。

> （意訳）
> 　もし舌苔がなく，煙のススのようなものが薄っすらと付いているだけの場合に，口渇がなくて四肢が冷えるのであれば，これは陰病が潜んでいることがわかる．
> 　口渇がすればいかにも温病による煩熱のようにみえるのだが，そうではなく，普段から胃の津液がないのだ．だから舌苔がなくなっているわけだ．したがって"ああ，これは胃に温熱邪がいて，胃熱が盛んなのだな"というふ

> うに勘違いして熱を攻下してはいけない。これは胃陰不足なのだから、それによって虚火が発生しているのであって、火を攻下すると気を損傷してしまうのだ。
> 　もしこのとき、舌が乾燥しているならば甘寒の薬で胃気を補うべきである。舌が湿っているならば甘温の薬で胃を助けるべきである。
> 　なぜそうしてよいのか。それは、外証はあるけれども、裏には熱邪がいないからである。

　だいたい訳文に書いてしまったから、足すことはあまりない。
　無苔に近くて薄い黒苔のようなものがあると、熱証だ。しかしどうやらそれほどきつくはなく、軽い。よくみると、口渇もないし四肢が冷えるというので、やはり激しい熱による乾燥ではなさそうだ。そうだとすると、"胃の津液が普段から足りない"ためにそうなっているのだ、虚熱（虚火）だ、と捉えるべきだという。
　つまりこれは、温熱の邪が胃に入り込んでいるわけではなく、胃気の不足が常態化しているために津液が生み出されていない結果の熱なのである。冷却水がなくて機械が自然に熱をもってしまったようなものだ。決して熱そのものを大黄などで下してはならず、甘い薬で胃気を補って津液を生んでもらうのが正しい治療法になると書いてある。人参などはよいだろう。
　ところで、甘い薬で胃気を補うときの注意点を述べる。舌が乾燥していれば、これはやはり陰虚による熱だ。邪の実熱が暴れているわけではないから、沙参・麦門冬などの甘いうえに寒性（というより涼性）の薬を用いて冷ますのだ。くれぐれも、激しい熱ではないから、寒薬でガンガンに冷ますのは強烈すぎますよ、ということだ。同じように考えると、舌が湿っていれば、これはとにかく熱はない。これは胃寒だから、甘温薬を用いて、温めてやるとよい。
　いずれも、裏で熱邪が暴れているわけではないからできることである。熱邪だとしたら、甘寒の薬くらいでは生っちょろいわけでとても冷めないし、ましてや温薬などを用いれば熱をかえって煽ってしまうのだ。
　五臓六腑の胃の概念に、陰陽・寒熱・虚実・表裏が絡んでいるわけで、基本に

忠実でいれば、もうわからないことは何もないはずだ。

第24条 若舌黒而滑者、水来克火、為陰証、当温之。若見短縮、此腎気竭也、為難治、欲救之、加人参、五味子、勉希万一。舌黒而乾者、津枯火熾、急急瀉南補北。若燥而中心厚瘠者、土燥水竭急以鹹苦下之。

（意訳）
　舌苔が黒で湿っている場合は、水が勢いを増して火を押さえ付けているからそうなるのである。これは陰証で、温薬で温めるのが正しい治療法だ。
　舌苔が黒で舌が短縮している場合は、これは腎の気が尽きているからであり、難治である。これを救うには、人参や五味子（ごみし）を処方に追加して、回復の可能性はほとんどないかもしれないがこれを望むばかりだ。
　舌苔が黒で乾いている場合は、津液が枯れて火が燃え盛っているのだから、大至急で心の火を瀉し、その一方で腎の水を急いで補う。
　舌苔が黒で乾燥していて中心の舌苔が厚く盛り上がっている場合は、胃の燥熱によって腎の水が枯渇しているのだから、急いで塩からくて苦い味の薬を投与し、これで心の熱を下すのである。

　湿った黒苔は"水来克火"、つまり「腎陰盛（いんせい）→腎陽虚（ようきょ）」による結果を表すと書いてあるが、これは腎の水が強すぎて腎の陽（すなわち火）を圧倒し、水が勝ってしまっているということを意味している。体が水で冷やされ切っているのだ。
　しかし、腎陽虚の場合にも、腎陰が相対的に強くなって腎陰盛となりうる。この場合は火が衰えて弱すぎるために水がいわば不戦勝で勝ってしまう。これも同じく体は冷え、湿った黒苔を呈する。
　陰盛には以上の2通りが考えられるから、陰盛が先か陽虚が先か、鶏が先か卵が先か、という議論になる。
　臨床的にはどちらのケースでも、現状はとにかく陽虚陰盛ということで、適当な処方で陽を補えばよい。

…陰盛→陽虚→陰盛→陽虚…

の悪循環が、陽虚が解消することで陰盛も解消し、治る。このように、悪循環というのは、どこででも断つことができるのである。

　"舌見短縮"とは、現代でいうところの球麻痺などにみられるような、舌萎縮もしくは舌の線維性攣縮があるのだろう。もはや腎気が底をついてしまっており、これは難治だという。陰も陽もダメになっている。これを救うには、輸液・抗菌薬・ステロイド剤などのなかった当時は、上記の陽を補う処方（四逆湯などが適当だろう）に人参や五味子を加え、一発逆転にかけるしかなかったのだろう。

　"津枯火熾"の治療法である"瀉南補北"というのは、江戸時代の「鶴屋南北（しゃなんほほく）」を思い出させるが違う。これは五行説なのである。

　五行説では自然界のいろいろなものが「木・火・土・金・水」の5群のいずれかに分けられるのだが、方角もそれを免れない。ここでは南が「火」に、北が「水」に割り当てられることを知っていればよい。確かに南方は暑く、北方は寒い。ちなみに東は「木」、西は「金」、中央は「土」だ。

　臓腑のうち、臓では「火」、「水」にはそれぞれ心、腎が割り当てられ、腑では小腸、膀胱が割り当てられるから、南は心・小腸、北は腎・膀胱を指し、瀉南補北とは"瀉火補水"つまり"瀉心火＋補腎水"を実行することだということになる。すなわち、健康な状態ならば腎水が心火をほどよく冷ましていて、心火が腎水をほどよく温めているのだが、心に熱邪がいてこれが強すぎると、すなわち心火で腎水を温めるどころか、焼いてしまっているという異常な状態になっているのだ。この場合、治療法としては、大至急で心の火を瀉し、かつ腎の水を補えばよいとわかる。「急急」とあるからよほど急ぐのだろう。黄連阿膠湯などが適していそうだ。

　瀉南補北法は「滋陰降火法（じいんこうか）」とも呼ばれる。用語の問題だが、「滋陰降火法」というからには、「滋陰→降火」なので、"体内の水分（陰）が不足することによって相対的に火（虚火（きょか））が亢進している状態に、陰を補うことでその火を抑える"という意味に取るのが普通である。本来は上のような「熱邪が心にいて、これが腎の陰を焼いている」という意味ではないように思う。逆だろう。「滋陰＋降火を同時にやる法」であれば問題ないか。

五行説の考え方でいくと、次の"土燥水竭"というのは、「土」と同じ行にある「脾・胃」が乾燥してそこの陰が少なくなり虚熱が起こる、この火熱が強すぎるため、「土」と相克関係にある「水」の行にある「腎・膀胱」の気が尽きている異常な状態だとわかる。だから、腎に入る鹹味の薬で「腎気↑⇒腎陰↑」とする一方で、苦（寒）味の薬で胃の熱を下しておく。もっと正確にいえば、心に入る苦味の薬で心の熱を下しておき、母子の関係にある脾胃の陰が心火によって焼かれないようにして、陰を保存するのである。急下存陰という治療法だ。承気湯類を使うが、これは傷寒・少陰病の急下存陰と似ている。
　五行と母子の関係、相克・相侮がわかっていれば、難なく理解できるだろう。

第25条　舌淡紅無色者、或乾而色不栄者、当是胃津傷而気無化液也、当用炙甘草湯、不可用寒涼薬。

（意訳）
　舌が非常に淡く薄い場合や、舌が乾燥していて色が鮮やかでない場合は、胃の津液が損傷しているのだが、これは気が津液へと変化することができていないのである。治療には炙甘草湯を用いるべきだ。寒涼薬を用いてはならない。

　舌が淡紅色というのは、漢方では健康な舌の色だと思うのが普通なのだが、本条で「舌の色が淡紅でかつ無色」というのはおかしいから、上のように「ほとんどない、臨床的には"ない"に等しい」というふうに考えた。本来のどっしりとしたピンク色が出ておらず、血色が悪くて生命力が希薄な感じである。
　第23条ですでに述べたが、胃気が不足している場合に胃の津液不足は起こる。「気↓⇒津液↓」だ。また、胃の津液不足は虚熱を生み、これによっても気が損傷されうる。「津液↓⇒気↓」だ。本条でも、「気↓⇒津液↓」だが、せいぜい"湿度が落ちている"程度だ。ついでに、というかこちらが重要なのだが、「気↓」によって血も生み出されていないため、「気↓⇒血↓」で血色が悪いのだ。
　この場合には「気↓」が原因だから、胃気を増やすような治療法を行うのが正

しいという。寒涼薬で実熱を冷ますのとは違うらしい。胃気が増えると、これが気化作用を通じて津液を増やし、「気↑⇒津液↑」で津液不足が解消されるわけである。むろん、「気↑⇒血↑」で、血も回復して舌の色にも赤みがさす。

　まあ、そんな屁理屈をいわずに、気にも津液にも、両方同時に手を付ければもっと回復は早いはずだが…。

　炙甘草湯は、炙甘草であって生甘草ではないですよ、という意味もあってこういう名前になっているのだろう。甘草は、生甘草だと清熱作用がメインだが、炙甘草にすると気を益す作用をもつ（「傷寒論」でもそうだった）。炙甘草湯には人参も配合されるが、これは補気薬の代表だ。炙甘草湯には地黄、麦門冬、阿膠なども配合され、これらが滋陰もしてくれる（先ほどの人参には、補気の結果というより、割と直接に津液を増やす作用がある）。つまり、炙甘草湯は、気と陰の両方を同時に補ってくれる処方だということになり、丸く収まるのだ。

　地黄、麦門冬、阿膠といった滋陰薬には、「津液↓⇒虚火↑⇒気↓」を防ぐ作用も実はあるということだが、強力な清熱作用は期待できない。この作用を期待する場合には、炙甘草湯（復脈湯ともいう）を加減した「加減復脈湯」に、清熱薬をどんどん、とくに営分熱・血分熱を冷ます牡蠣・竜骨・鼈甲・亀甲などを足して使う。一甲煎、二甲煎、大定風珠などが有名だ。

　ちなみに、炙甘草湯エキス製剤は、カンゾウが若干多くなっていろいろと副作用を起こしやすいから、使いにくい処方のひとつではある。

　このあたりは、中医基礎理論をフルに活用している気がするが、説明はしやすい。ウダウダと繰り返し語りかけたので、寝転んでリラックスして読んでいただければ、理解もしやすいはずだ。

　しかし、中医基礎理論にはあまり深入りしすぎないほうがよい。「胃気を補い津液を補う」とか「虚火を消す」とかいっているけれども、どの程度までそういうふうに、気とか火をさもみてきたかのようにものがいえるのか。これは実際に臨床で使ってみて体感するしかない。繰り返すが、中医基礎理論は所詮リクツであり、臨床を理解するための方便であると私は思う。本を読むだけでは歌も踊りもうまくはならない。漢方臨床も同じだ。

第3部　温病学

第 26 条　若舌白如粉而滑、四辺色紫絳者、温疫病初入膜原、未帰胃腑。急急透解、莫待伝陥而入、為険悪之病。且見此舌者、病必見凶、須要小心。

(意訳)
　舌苔が、白くて粉を吹いたようだが滑らかで、舌の辺縁が紫でかつ深い紅色である場合は、温病の中でもとくに強い温疫の病邪が、膜原つまり横隔膜付近へ入り込んだばかりであり、まだ胃の腑には達していない。
　大至急、膜原を開いて邪を引き上げて体外へ追い出すべきである。熱が伝変して内陥していくのをボーッとみていてはいけない。重篤な病状なのだ。この舌証を呈する場合は、凶症であるから、細心の注意を払うべきだ。

　舌についての最後の条である。
　舌苔が白滑というのは、湿があるということだ。粉をふいているようなヨゴレた汚い舌苔に隠れて、舌の本来の色はほとんどみえない。かろうじて舌縁に表れているのだが、それが紫色で絳色というからには、内部に熱、しかも強い熱邪があることを示している。
　つまり本条の病態は、湿濁があって、これが熱を内部に閉じ込めているということになる。この熱邪は強烈で、口鼻から一気にズボッと膜原つまり横隔膜付近へ入り込んだばかりだと書いてあるが、これはいわゆる半表半裏の部位である(「傷寒論」少陽病のところを参照)。もたもたしていると強烈な熱邪はどんどん裏へ侵攻するから、こういうときは急いで治療を施す。
　熱の外側に立ちはだかり、熱邪の出ていくのを邪魔しているヨゴレた湿がある。この邪魔者をまずは脇へ退かせ、あるいは殲滅し、膜原を開き、邪を内部から引き上げ、体外へ追い出す、いわゆる「開達膜原」という方法を採る。文字通り「達原飲」(呉有可「温疫論」)という処方が用いられる。
　達原飲は、檳榔、厚朴、草果仁、知母、白芍、黄芩、甘草からなる処方だが、それなら小柴胡湯で十分だ、「温疫論」は大袈裟だ、と主張する傷寒論派との論争も昔はあったらしい。私は中間を取って、小柴胡湯＋半夏厚朴湯(柴朴湯)でもよいような気がする。

第 27 条　凡斑疹初見、須用紙撚照見胸背両脇、点大而在皮膚之上者為斑、或雲頭隠隠、或瑣砕小粒者為疹。又宜見而不宜見多、按方書謂斑色紅者属胃熱、紫者熱極、黒者胃爛、然亦必看外証所合、方可断之。

> （意訳）
> 　斑疹（はんしん）をみつけたら、紙縒りに点火して、胸、背中、両脇などを照らしてよく観察することだ。
> 　大きな点で皮膚の上にあるものを斑（はん）という。また、雲のようにぼんやりとはっきりせず、あるいは細かい小粒状のものを疹（しん）という。
> 　また斑疹は、目にみえるものはよいが、みえないものはよくない。また数が少ないのはよいが、多いのはよくない。
> 　医学書には、斑の色が紅であれば胃熱があることを示し、紫なのは熱が極まっていることを示し、黒い場合は胃がただれているのだと書いてある。しかし、外証も必ず診て、併せて考察し、判断すべきである。

　ここから 30 条まで、今度は発疹に話が展開する。

　紙縒りは「こより」と読む。紙を捻って細長くしたもので、これで角膜をつついて角膜反射を起こさせたり、ゾンデの代わりにしたり、傷口に差し込んでドレナージに使ったりする便利な代物だ。あるいは「お金もちになりますように」などと書いた短冊を七夕の笹飾りに付けるときにも使う、あれだ。ここではロウソクの代わりに端っこに点火して使っている。今はこういう場合にはペンライトを使えばよいが、まずはあくまで自然光のもとで観察するのが基本である。

　斑疹は、体内の熱毒が表出したものと考えられるから、目にみえるもの、すなわち表に出ているうちはまだいいのだ。世の悪事と同じだ。明るみに出ているほうがまだタチがよいほうだ。しかしいくらタチがいいといっても、たくさん斑疹があるのは、熱邪が内にそれだけ多いということだから、これはやはりいけない。

　斑・疹の現代皮膚科学的な区別はここでは置いておく。温病では、上にも書いてあるように、サイズは斑＞疹で、斑は色がよく識別できるので、診断に用いられるのである。以後、斑の色について話が進むことになる。

　斑の色によって、熱邪の性質がわかると本には書いてあるが、本の記載を鵜呑

みにして、斑の色だけで臨床をしてはならない。必ず他の所見も取って、とくによく全体を望診し、患者のいうことに耳を傾けてよく問診するなどして、四診合算することをここで強調している。これはあたりまえのことで、何も斑に限ったものではない。書きながら耳が痛い。

　舌の色は普段われわれもよくみるのだが、皮疹の色は皮膚科医でないとあまり気を付けないところではないだろうか。しかし温病の診察では、舌の色と同様に重視しているのである。このあたりの診方、考え方はぜひマスターしたい。

第28条　然而春夏之間、湿病倶発疹為甚、且其色要弁。如淡紅色、四肢清、口不甚渇、脈不洪数、非虚斑即陰斑。或胸微見数点、面赤足冷、或下利清穀、此陰盛格陽於上而見、当温之。

（意訳）
　しかし、春～夏の間には湿病もまた発疹をきたすことがあり、結構ひどいものであるから、その色を区別する必要がある。
　淡紅色のようで、四肢には出ておらず、口渇もさほどではなく、脈は洪数ではないものは、虚斑ではなくて陰斑である。
　胸に小さな点が数個出ていたり、顔面が赤く足が冷え、あるいは下痢で未消化便を排泄していたりする場合は、これは陰が中で盛んで陽を外へ追いやっているのであって、体の上部に症状が現れるわけである。
　これは温めるべきである。

　温病で斑疹がみられることはわかったが、温病だけにみられるわけではない。春から夏にかけて起こる湿病（しつびょう）でも結構ひどい発疹がみられることがある。
　ちなみに葉天士の住んでいたあたりは、現在の蘇州市で、ここは気候が高温多湿なので、湿にやられる病「湿病」が多くみられたのである。
　なお、湿病については、温病の話がひと通り済んだ後で触れていきたいと思う。
　「如淡紅色、四肢清、口不甚渇、脈不洪数」なものは、あまり熱邪（陽邪）の勢いを感じないだろう。むしろ湿邪（陰邪）の仕業なのだ。虚斑ではなくて陰斑

であるというのは、熱の衰退による「虚寒」が起こした斑ではなくて、湿邪という実邪が起こしたものですよ、ということをことわっているのであろう。

　これとは違って、「胸微見数点、面赤足冷、或下利清穀」の場合は、陰邪である湿邪が腹の中に巣食っていて、腹を水で冷やすために下痢になっているものの、一方では熱が体上部に集まって、胸や顔に症状が集中しているのである。陰が内側で盛んで、陽を外側に隔絶しているのだ。なお、この状態は「真寒仮熱」ともいう。こちらのほうがお馴染みだろう。

　いずれにせよ、陽の衰退による陰の相対的隆盛ではなくて、陰邪がドーンと攻撃をかけているわけである。しかし治療はどちらにしたって温めるのである。体上部の熱に幻惑されるなよ、という注意を促している条文だ。

第29条　若斑色紫小点者、心包熱也。点大而紫、胃中熱也。黒斑而光亮者、熱勝毒盛、雖属不治、若其人気血充者、或依法治之、尚可救。若黒而晦者、必死。若黒而隠隠、四旁赤色，火鬱内伏、大用清涼透発、間有転紅成可救者。若夾斑帯疹、皆是邪之不一、各随其部而泄。然斑属血者恒多、疹属気者不少。斑疹皆是邪気外露之象、発出宜神情清爽、為外解裏和之意。如斑疹出而昏者、正不勝邪、内陥為患、或胃津内涸之故。

> （意訳）
> 　斑の色が紫で小さい点の場合は、心包の熱である。点が大きくて紫の場合は、胃中の熱である。
> 　黒い斑でテカテカ光っている場合は、熱毒が勝って盛んである状態であり、不治の病に属するのではあるが、患者が気血ともに充実していれば、適切に治療することによって救命できる可能性がある。
> 　黒い斑で色が暗い場合は、必ず死ぬ。
> 　黒い斑ではっきりせず、四辺が赤い色の場合は、火が鬱して内に潜んでいるので、清涼薬を多量に用いて熱を表へ透発させると、中には透発がうまくいって斑の色が紅く変化して、救命することができる場合もある。
> 　斑と疹とが同時に表れる場合は、邪が一種類ではないのであるから、ケー

> スパイケースで適切な治療をして熱を外へ排出する。
>   そうはいっても、斑は血分の熱に属する場合がかなり多く、疹は気分の熱に属する場合が少なくない。
>   斑も疹もすべて邪気が外に露出したために起こる現象なので、これと同時に意識も晴明になり気分も爽快になり、邪が外で解し、あるいは裏で和したのだと捉えることができる。
>   斑疹が出現しても意識が昏迷している場合は、正気が邪に勝てず、邪が内陥してしまってそうなっているのか、あるいは胃の津液が涸渇してしまったためにそうなっているのである。

　紫斑と黒斑の話が詳しくなされている。
　黒斑が現れるときは結構シビアな状況のようだ。熱毒が内側で盛んなのだ。それでも、病が治るかどうかはあくまでも患者の正気と邪気の相争の結果次第であって、正気が勝れば当然、病は治るのだ。それに適切な治療を、時を置かずして施すことで達成できるのだとも書いてある。しかしそれでも暗い黒斑は無理だという。
　「黒而隠隠、四旁赤色，火鬱内伏」なら、清涼薬をガンガン用いる。これで首尾よく熱邪を表へ透出させれば、邪が深いところから浅いところまで浮かんでくると、斑の色がそれに伴って紅く変化してくるのでそれとわかるらしい。
　斑と疹とは、普通は別々に表れるものだが、共存することもあって、そういう場合は邪が単一ではなく、したがって単一の方法で治療するわけにはいかない。現代の医療現場でも、患者の症状や所見を何でもひとつのウイルスなり細菌なりメカニズムなりで一元的にスッキリと説明したがる医師がよくいるが、現象によく目を向けなければいけない。「正解はひとつ」ではない。むろん、「犯人は一人」とは限らないのだ。
　斑と疹との重症度の違いについては、第 27 条にあるように、斑は大きく疹は小さいのだから、それだけでも斑が重症で疹は軽症だろうと推測はつく。ここで「斑属血者恒多、疹属気者不少」というのは、斑は血分の熱で比較的重く、疹は気分の熱で比較的軽いということをも示しているのだろう。

斑も疹も邪気が外に露出したために起こる現象なので、われわれの体がもつ一種の治癒機転と考えることもできるわけだ。意識晴明になれば、これは正気が邪に勝った結果であり、治癒に向かっているのである。意識昏迷が続く場合は、正気が邪に負けてしまったのだ。熱邪の内陥を許し、あるいは邪熱により胃の津液が涸渇して、ついに熱のために心の液である心陰も亡失し、心陽が暴脱しているということだ。当然ながら生命の危険な状態である。

第30条 再有一種白㾦、小粒如水晶色者、此湿熱傷肺、邪雖出而気液枯也。必得甘薬補之。或未至久延、傷及気液、乃湿鬱衛分、汗出不徹之故、当理気分之邪。或白如枯骨者多凶、為気液竭也。

（意訳）
　また、皮疹の一種に白㾦(はくばい)がある。白㾦は小粒で水晶のような透明色をしているが、これは湿熱が肺を損傷させたときに出る。邪気は体外へ出て来ようとしているけれども、気・津液が減少しているためにできるものである。
　治療としては、必ず甘薬で気・津液を補わなければならない。
　湿熱が慢性化していない段階でも、気・津液の損傷はすでに始まっている。つまり、白㾦が出現するということは、思うようには発汗できていないために、湿が衛分に鬱しているのだから、邪はその下層である気分にいるわけで、この気分の邪を排出させるのが正攻法である。
　白㾦が、古い骨のような白くてくすんだ色をしている場合は、湿熱による気・津液の損傷がひどく、もはや気・津液が尽きたことを意味するので、患者は危険な状態にあることが多い。

　白㾦というのは、胸～腹～背中によくみられるものであるらしい。皮膚の角質層の下に汗が溜まっているもので、病変は真皮に達しておらず、破れて中の汗（？）が出るとあとかたなく消失する…といろんな中医学の本には書いてあるのだが、さて何のことだろう。「㾦」の字を私のもっている辞書では引くことができず、Microsoft Word にもないので書けない。いろいろと調べてみたのだが、

どうやら現代の皮膚科でいう水晶様汗疹のことだと思われる（間違っていたら指摘してほしい）。

　水晶様汗疹だとして、温病学における白㾦の意味は、湿熱が気分にあって、気・津液に損傷を受けたことを表すものとされている。色が透明なきれいなものは予後良好であり、枯れた骨のような色をしている汚いのは予後不良であるという。後者は現在ではあまりみる機会がないと思う。

　ここまで、望診の一部である皮疹について述べた。
　四診といえば望診が最初に来るし、望診では、まずは患者の状態・病邪の勢いを、大雑把にでもいいから把握せよ、というふうに教えられることが多いのだが、さてさてここでは結構細かく視ている。少し考えれば、いわゆる舌診も詳しい望診のひとつであり、決して「ぼーっと望診」ではいけない。
　次条からは歯の望診について述べる。それで温病のことはひと通り理解できるようになると思う。

第31条　再温熱之病、看舌之後、亦須験歯。歯為腎之余、齦為胃之絡。熱邪不燥胃津、必耗腎液、且二経之血皆走其地、病深動血、結弁於上。陽血者色必紫、紫如乾漆。陰血者色必黄、黄如醬弁。陽血若見、安胃為主。陰血若見、救腎為要。然豆弁色者多険、若証還不逆者、尚可治、否則難治矣。何以故耶。蓋陰下竭、陽上厥也。

（意訳）
　温熱病で、舌を観た後は、必ず歯を観察しなければならない。歯は腎の余剰物であり、歯肉は胃の経絡がまとうところであるからだ。
　熱邪は、胃津を乾燥させるが、そうでなければ必ず腎の津液を損耗させる、といったぐあいに、これらを焼くのだ。そしてこの胃・腎の二経の血脈は、どちらも歯・歯肉を走行しているので、病が深ければその熱で血を動かし、歯肉の間に花弁様の出血性硬結を形成する。
　陽血、すなわち胃陽盛による動血の結果であればその色は必ず紫で、乾い

> た漆のような色になる。陰血、すなわち腎陰虚による動血の結果であればその色は必ず黄色で、味噌のような色になる。
>
> 　陽血をみれば、胃を安定させるのが主な治療法になる。
>
> 　陰血をみれば、腎を救うことが重要になる。しかし、硬結が豆のような色の場合は厳しいことが多く、もし逆証でないならば治すことはいまだ可能ではあるが、そうでなければ難治である。
>
> 　なぜかというと、陰は下方で、陽は上方で、それぞれ尽きるからである。

　ここから34条まで、つまり今回の守備範囲では「験歯（けんし）」、すなわち歯を診ることに話を集中する。とはいえ、口腔内のみの問題ではなく、全身に関わる問題である。

　「歯為腎之余」というのは、一般に「腎は骨を主り、髄を生む」「歯は骨の余り（骨余（こつよ））である」などといわれるが、これを縮めたものだろう。「腎は骨を主り」というのは、骨代謝において腎臓が大切な機能を果たしているのは現代医学の常識であるし、「髄を生む」というのは、骨髄のことだろうか。そうなのだが、他に、もっと大事な脳のことでもある。脳は別名「髄海（ずいかい）」ともいい、腎が生んだ髄であふれているわけだ。齢を取ると腎が虚して老化が進み、脳の機能がいろいろと怪しくなってくることから、このあたりは容易にうなずけることだろう。

　さて、歯は腎の「余」であるので、腎の本体が満ち足りて初めて余分が生じるわけであるから、腎虚になると真っ先に歯が失われるのだ。高齢者の歯が抜けていったり、栄養状態の悪い子どもの歯が味噌っ歯になったりする（最近はみないが）のは、こういうことなのだ。つまり、歯を診れば腎の状態が窺えるというわけだ。

　歯齦（しぎん）（つまり歯肉、ハグキ）には、陽明胃経（ようめいいけい）や陽明大腸経（ようめいだいちょうけい）（の支脈）がまとう。これは「霊枢」にも書いてあり、鍼灸では常識である。「齦為胃之絡」というのは、このうちとくに胃経についていっているのだ。温病以前の問題なのでもういいだろう。つまり、歯齦は、胃・大腸とつながっているので、歯齦を診れば胃腸の状態が窺えるというわけだ。

　「結弁於上」の意味がなかなかわからず、上のように粗末な訳にしてしまったが、

たぶん大筋は合っているだろう。私は甘いものが大好きだが、ついつい食べすぎてしまう。翌日には、歯と歯の間で歯肉の一番高いところ、つまり歯間ブラシの当たるところに、プックリと盛り上がったカタマリがいつもできるので、歯磨きのときに痛くて困っていたのだ。このデキモノがおそらく「弁」で、食べすぎた後に胃熱で動いた血が結したのだろうか。

　ところで、黄醤という調味料がある。醤 (jiàng) といえば、トウバンジャン（豆板醤）、テンメンジャン（甜麺醤）、韓国のコチュジャン、タイのナンプラーなど、味噌や醤油の類で、穀物や魚介類などの食物を発酵させて作るアレだが、黄醤は大豆を発酵させて作った調味料の素のようなもので、これに様々な香辛料や塩などを加えて、多くの醤を作るのである。その色に似ているのは腎陰虚によるもので、予後がよくないといっている。

　「陰下竭、陽上厥」というのは、対句になっているのだが、「竭」も「厥」も字こそ違うがともに同じく「尽きる」という意味で、こういうふうにあえて同じ字を並べないところが、きっと中国語のうつくしい文体というものだろう。医学的な意味はない。

第 32 条　歯若光燥如石者、胃熱甚也。若無汗悪寒、衛偏勝也、辛涼泄衛、透汗為要。若如枯骨色者、腎液枯也、為難治。若上半截潤、水不上承、心火上炎也、急急清心救水、俟枯処転潤為妥。

（意訳）
　歯の光りかたが乾燥して、石のような場合は、胃熱が甚しいのである。
　上のような歯で、汗がなくて悪寒がしていれば、熱邪が衛にこもって独り勝ちの状態にあるので、辛涼の薬で衛の邪気を排出させるべきで、そのために汗を出させ、汗とともに熱邪を放逐することが必要である。
　歯の光りかたが枯れた骨のような色をしている場合は、腎の津液が枯れてしまっているのであり、これは難治である。
　歯の上半分だけが湿っていて、下半分が乾いている場合は、腎の水が上ってきてそこを潤すことができずに、心火が炎上しているのである。至急、心

> 火を清まして、腎水を助け、枯の状態からがやがて潤の状態へ転ずるのを待つのがよい。

　歯をよく診ているなあと感心する。ほとんど書き尽くされた感があるのだが、歯は潤っているのがやはりよいらしく、健康なら歯は乾かない。本条では乾いた場合を徹底的に解説している。
　「歯若光燥如石者」には、胃熱による場合と熱邪襲表による場合の2通りを掲げている。衛分証の後者には辛涼解表の薬を投与せよとある。気分証の前者には薬の指示がないが、当然、胃熱を清ます薬を投与するべきだろう。
　「若如枯骨色者」という表現をみると、私はいつも"一将功成りて万骨枯る"を思い出してしまう。"トップたるもの、今の貴方の地位は累々たる死屍の上にあることを忘れるまじ！　胡坐をかいてはいけないのだ…"という意味なのだが、さて、「枯骨」に見覚えはないだろうか。そう、前回の白㾦のところ（第30条）で出てきた、あれだ。気も津液も尽きた場合の色調で、大変予後が悪いものであった。白㾦も骨も、考え方としては同じなのだ。きちんと理解していれば、各個別に覚える必要はないというわけだ。
　さて、本文には「若上半截潤」としか書いていないが、「下半」はどうなっているのだろう。当然、対句になっており、「下半截燥」である。歯の上半（つまり先端部分）は胃が潤し、下半（つまり根っこの部分）は腎が潤すから、上半截潤で下半截燥ということは、本条の最初に述べたように、歯の先端部分は健康な状態にあるけれども、根っこの部分は病的な状態にあるということだ。腎が水を十分に供給できていない。心腎不交になって心火が炎上しているのだ。これは定石通りに滋陰降火（瀉心火＋補腎陰）するのがよい。
　そもそも歯が乾いているというのは、唾液が足りないという他に、口を開けているということだ。ハアハアと口呼吸してあえいでいるのだ。歯の根っこの部分は湿っていても、先端部分が乾いていることだってあるだろう。あるいは、歯の外側の面は乾いていて、内側の面は湿っているかもしれない。これらはどう考えればよいだろうか。

第 3 部　温病学

第 33 条　若咬牙噛歯者、湿熱化風、痙病。但咬牙者、胃熱気走其絡也。若咬牙而脈証皆衰者、胃虚無穀以内栄、亦咬牙也。何以故耶。虚則喜実也。舌本不縮而硬、而牙関咬定難開者、此非風痰阻絡、即欲作痙証、用酸物擦之即開、木来泄土故也。

>（意訳）
>　歯を、ギリギリと硬く噛み締めている場合は、湿熱が風と化して、痙病になっているのである。
>　ただ歯を噛み締めているだけの場合は、胃の熱がその絡（陽明胃経）である歯齦に伝わっているのである。
>　もし歯を噛み締めていながら脈がすっかり衰えている場合は、胃が虚しているために穀物が体内を栄養することができていないからで、筋に養分が行き渡らず、この場合も歯を噛み締めるものだ。どうしてそうなるのかというと、何かが不足している場合は、おのずとそれが満ち足りている状態になりたがるものからだ。
>　舌の根元が、縮んでこそいないが硬くなっていて、噛み締めたままで開口しにくい場合は、風痰が絡を阻滞しているからそうなっているのではない。痙証になりかかっているのだ。この場合は、酸味の薬で歯を擦れば、開くものだ。五行論でいうように、木は土を泄らすためである。

　本条も歯の観察だが、歯そのものの色や乾湿の具合以外に、歯を噛み締めている、という病態が確かにある。歯というより顎の状態だ。本条では「痙病」について書かれている。
　痙病とは、発熱性疾患の一種で、痙攣を伴う。それに、頸部の強張り（頸部強直）、口を閉じたまま開口できない（牙関緊急）、背中が反ったままになる（後弓反張）などの症状をきたすものである。例としては破傷風が有名だ。
　痙病の病機としては、六淫を外感することで熱盛になり、①これが肝風内動を起こすために痙攣するほか、②熱盛によって起こる激しい陰虚によって、筋肉が失養して痙攣する場合もある。
　さて、「牙」も「歯」も同じ tooth のことで、「咬」むも「噛」むも bite のこ

とだが、"咬牙"＋"齘歯"がみられる場合だと痙病で、"咬牙"のみがみられる場合は、ただ"胃熱気走其絡"であって、痙病ではないという。だから、ポイントは"歯齘"の有無になる。"齘歯"では、湿熱風化により痙病を起こし、顎が震えるほど噛み締めているのである。こっちのほうが重症だ。

一般に"咬牙"のほうが動物的で、"齘歯"のほうが人間的ではある。とくに後者は「歯ぎしり」の意味があって、「クソー！」「チックショー！」と、悔しさでいっぱいでギリッ、ギリッと切歯扼腕している精神的な様子も現れているのだが、ここではそういう人の世の常の話ではない。

「虚則喜実也」というのは、これもまた人の世の常で、お金がなければ財布をお札で満たしたい、空腹なら腹を食物で満たしたい、というのと同じである。空虚であれば満たされたい、というのは自然なことなのである。

痙証と風痰阻絡(ふうたんそらく)の鑑別を要することが書かれている。風痰阻絡は「痰証(たんしょう)」のひとつで、種々の原因によって津液が煮詰まってできた痰が、肝経の巡りを邪魔している状態で、臨床的には脳卒中などの中枢神経異常のことだ。翻って痙証は、上に述べたようにこれは運動神経（末梢神経）の問題である。風痰阻絡との鑑別の要点が「舌本不縮而硬」なのである。これは"舌線維性攣縮ではない"といっているのである。いうまでもなく、「舌本縮（舌本攣縮）」ならばこれは現代医学的には球麻痺であり、延髄の異常である。

痙証で開口しない状態を治すには、酸っぱい薬物で歯齦を擦れとあるが、酸味は肝に入り、柔肝させるので開口するのだろう。芍薬が痙証によいのは、こういうことなのだろう。

第34条　若歯垢如灰糕様者、胃気無権、津亡湿濁用事、多死。而初病歯縫流清血、痛者、胃火衝激也。不痛者、竜火内燔也。歯焦無垢者、死。歯焦有垢者、腎熱胃劫也、当微下之、或玉女煎清胃救腎可也。

> （意訳）
> 歯垢が灰色の粉餅のような場合は、胃気に力がないのである。これは津液が亡失したものの湿濁はまだあることを意味しており、死亡することが多い。

> 温病の初期に歯齦から出血するとき、痛みがある場合は、胃の火熱が非常に激しいのである。
> 歯齦出血で痛みがない場合は、腎陰虚による虚火が内部で燃え広がっているのである。
> 歯が焦げたように黒くなっていて、歯垢がついていない場合は、体に津液が全くない状態であり、死亡する。
> 歯が焦げたように黒くなっていて、歯垢がついている場合は、腎陰虚による虚火が胃をおびやかしているのだ。軽く瀉下してやるか、または玉女煎で胃熱を清まして腎を救うことが可能である。

　こんどは歯垢の観察である。
　「糕」というのは、沖縄銘菓「ちんすこう」の「糕」である。ちんすこう（"金楚糕"と書くらしい）は、小麦粉、ラード、砂糖で作る焼き菓子で、ラードの香りが漂って実にうまい。さて、これはクッキーに似ているが、クッキーと違って卵をつなぎに使っていないので、食べると大人でも結構ぽろぽろと粉をこぼしてしまう（これは私のことだが）。こんなポロポロした感じの粉みたいな歯垢がついているから、津液はもう枯れていることがわかるのだ。しかも色が灰色だから、正気がない。正気がなければ、予後は不良ということだ。
　歯齦出血に、有痛性のものと無痛性のものとがある。有痛性のものは邪気が実していて、胃熱の激しい胃火だという。無痛性のものは気が虚しているはずで、しかし出血するのだから、熱が血に迫っているのは確かだ。陰虚になっていて、熱を冷ますことができない。
　竜火というのは、腎の火（腎陽）のことを指しているのだと思われる。普段は水（腎陰）の中に潜んでいる竜に例えているのだろう。これが竜のように水を飛び出して暴れているのだろう。
　玉女煎（ぎょくじょせん）は、私も好きな処方のひとつだが、石膏・熟地黄（じゅくじおう）・麦門冬（ばくもんどう）・知母（ちも）・牛膝（しつ）という実にニクイ配合であり、清胃熱・滋陰の作用をもち、陰虚胃熱を治療する。これを用いるか、あるいは胃熱を軽く瀉下するとよいとあるので、瀉下には芒硝あたりを用いるのだろうか。

第35条　再婦人病温与男子同、但多胎前産後、以及経水適来適断。大凡胎前病、古人皆以四物加減用之、謂護胎為要、恐来害妊。如熱極、用井底泥、藍布浸冷、覆蓋腹上等、皆是保護之意、但亦要看其邪之可解処。用血膩之薬不霊、又当省察、不可認板法。然須歩歩保護胎元、恐損正邪陥也。

(意訳)
　女性が温病に罹った場合、経過や対処法は男性と同じであるが、ただし産前産後、月経開始時・終了時にみられることが多いところに注意しよう。
　妊娠中に温病にかかった場合、昔の医師はだいたい四物湯(しもつとう)加減を用いていたが、それでは「胎児を守るためにこうするのだ」といいながら、おそらく妊娠そのものに悪影響を及ぼすものと思われる。
　熱がひどいときに、井戸の底に溜まった泥を腹に塗り、そこに藍布を冷水に浸したものを当てて覆ったりして熱を下げようというのも、すべて胎児を保護するためにやっているつもりだろう。ただし、温熱の邪を体のどの部位で解決するのがよいのか、全身をしっかり診て考えることもまた必要なのだ。
　四物湯加減のように膩性のある補血薬を投与しても、卓効はみられない。これもまたよく考えなくてはならず、決してこれが標準的治療だという先入観をもってはならない。
　胎児の保護ばかりに気を取られて、正気を損じて邪を内陥させないようにしなければならない。

　今回は、温病が妊娠出産や月経に関わるシーンについてお話しする。
　まず本条は妊婦についてである。
　最初に、温病に男女の区別はないとしている。本条ではむしろ、妊婦だからという特別扱い(？)がアダになることもあるよ、と指摘しているようである。
　四物湯加減は、現在でも当帰芍薬散がよく妊娠中に「安胎作用がある」という理由で「妊娠中の諸病」に対しても用いられるが、これもよく考えよ、ということである。四物湯などの補血薬には膩性(じせい)の高いものが多く、つまりべっとりじっとりとしていて、胃腸に障害をきたしやすい。その他に、ここでは例えば熱邪を発散去邪しなければならないときにも補血薬を用いると、邪をかえって閉じ込め

てしまうことになると戒めている。熱が内攻して胎児をまさに脅かさんとしているときに、体表面を冷やしにかかっているようでは、これは治療法としてはハズレであって、熱はますます胎児に迫り、胎児を危険に曝すことになってしまうのである。「胎児を保護したい」と思う気持ちが、かえって胎児を害するというわけだ。

　生兵法は怪我のもと。妊婦には四物湯加減、などという変な"スタンダード"を振り回していると痛い目に遭うから、患者が男であろうが妊婦であろうが、きちんと弁証して証に従って治療に当たれ、そうすることが結果的に胎児をも救うのだ、というあたりまえのことをいっているのである。

　しかし一般に、妊婦に用いてはいけない薬、慎重投与すべき薬があり、これらは流早産、胎児奇形などの危険性を上げたり、妊娠高血圧や浮腫などを助長したりするものである。現代薬はもちろん、漢方薬にも注意すべきなのは、いうまでもない。現代は葉天士の時代とは違うのだ。

第 36 条　至於産後之法、按方書謂慎用苦寒、恐傷其已亡之陰也。然亦要弁其邪、能従上中解者、稍従証用之、亦無妨也。不過勿犯下焦、且属虚体、当如虚怯人病邪而治。総之無犯実実虚虚之禁。況産後当気血沸騰之候、最多空竇。邪勢必乗虚内陥、虚処受邪、為難治也。

（意訳）
　産後の処方について、いろんな医学書には「苦寒薬を用いるのを慎め」と書いてある。苦寒薬は、出産によってすでに衰弱している陰を、さらに傷めつける恐れがあるのだ。
　しかし前条と同じくこれもまた、邪の居場所をきちんと見極めなければならないのである。上焦や中焦といった場所で邪を苦寒薬で解消できる場合は、いくら「苦寒薬を慎め」といっても、証にしたがって苦寒薬を少しばかり用いるのを禁じているわけではないのだ。
　しかし、苦寒薬を投与しすぎさえしなければ下焦を障害しない、というわけではない。まさに例えていうなら、虚労な人が温病にかかったのだという

> つもりで、慎重に治療にあたることである。
> 　総じて、「実の状態にある場合にこれを補ったり、虚している場合にこれを瀉したりするな」という禁止条項を犯してはならない、ということである。
> 　いうまでもなく、産後は、出産で気血が沸騰した後で、最も気血が空虚になっている状態である。邪は必ずその虚に乗じて内攻するものであり、虚している場所が邪を受け入れてしまうので、難治なのである。

　今度は、産後の女性に対する温病治療の話である。
　本条も、前条と同じく、あたりまえのことをあたりまえにやるように、とのことをいっている。
　出産というのは非常にエネルギーを要する大事業である。産後というのは、それを成し遂げた後の状態であるから、気血ともに大放出してしまった後で、非常に虚している状態である。そういうときは温病に罹りやすい。邪が、正気の虚に乗じて入り込んできやすいからだ。もちろん傷寒にも、同じ理由で罹りやすいが、「温熱論」だからここは温病の話に限定している。
　前条では「胎児の保護には四物湯加減」という"常識"を、金科玉条にしてはならない、と諭していた。本条では「産後に苦寒薬を投与してはいけない」という頑固頭をたしなめている。その時々に合わせ、患者の状態をよく診て、「何が何でもダメだ」とするのではなく、しかるべき薬を使えというのである。
　そういうと、「じゃあそうする〜！」みたいに、一気にタガが外れて苦寒薬を乱投してしまうバカ医者もいるかもしれないので、「苦寒薬を使ってもいいが、くれぐれも慎重に注意しながら使いなさい」とクギを刺してもいるのだ。私の意訳もくどいほうだが、「温熱論」の原文も相当くどいな、と思ってしまう。
　なお、治療の原則は正を扶けて邪を去る「扶正祛邪」であって、火に油を注ぐような「実を実す」のも、貧しい庶民からさらに税金を絞りとるような「虚を虚す」のもダメだ、ということだ。

第 3 部 温病学

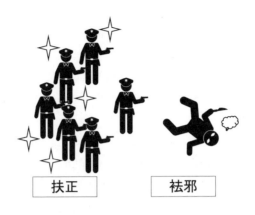

扶正　　　祛邪

第37条　如経水適来適断、邪将陥血室。少陽傷寒、言之詳悉、不必多贅。但数動与正傷寒不同、仲景立小柴胡湯、提出所陥熱邪、参、棗扶胃気、以衝脈隷属陽明也、此与虚者為合治。若熱邪陥入、与血相結者、当従陶氏小柴胡湯去参、棗、加生地、桃仁、楂肉、丹皮或犀角等。若本経血結自甚、必少腹満痛、軽者刺期門、重者小柴胡湯去甘薬、加延胡、帰尾、桃仁、挟寒加肉桂心、気滞者加香附、陳皮、枳殻等。然熱陥血室之証、多有譫語如狂之象、防是陽明胃実、当弁之。血結者身体必重、非若陽明之軽旋便捷者。何以故耶。陰主重濁、絡脈被阻、側旁気癉、連胸背皆拘束不遂、故去邪通絡、正合其病。往往延久、上逆心包、胸中痛、即陶氏所謂血結胸也。王海蔵出一桂枝紅花湯加海蛤、桃仁、原是表裏上下一斉尽解之理、看此方大有巧手、故錄出以備学者之用。

(意訳)
　月経開始時もしくは月経終了時のようなときは、温熱の邪にとっては、子宮に侵入できるまさに絶好の機会である。温病に罹りやすい時期なのだ。このあたりの事情については、傷寒論の少陽病の項で詳細に述べられているので、ここでは省略する。
　しかし、温病と傷寒とは同じではない。傷寒においては、仲景は小柴胡湯を立て、陥入した熱邪を引き上げて放出し、人参や大棗でその胃気を扶けているが、これは衝脈(しょうみゃく)が陽明に帰属するからである。虚証の患者に小柴胡湯

を投与する、というのは証に合った治療である。

温病ではそういうわけにはいかない。

熱邪が陥入して血と結合し、瘀血を生成した場合には、まさに、陶氏の小柴胡湯去人参大棗加生地黄桃仁山楂肉牡丹皮（あるいは牡丹皮の代わりに犀角など）に従うべきである。

肝経において温熱邪と血との結合が強い場合は、必ず少腹が膨満して痛むものだ。軽い場合には期門を鍼で刺して邪を瀉し、重い場合には小柴胡湯去人参・大棗・甘草加延胡索・当帰尾・桃仁を投与して、活血止痛するのがよい。寒が共存する場合には、これに肉桂心を加えて温経散寒し、気滞がある場合には、香附子・陳皮・枳殻などを加えて理気するとよい。

熱が血室に陥入している場合には、まるで狂ったようにうわごとを発することが多い。熱陥血室証と陽明胃実証とはよく似ているので、きちんと弁別する必要がある。

熱邪と血が結合している場合は、必ず身体が重たく感じるものだ。陽明胃実証の場合には身体は軽くてすいすい動けるのに、それとは違っているのだ。なぜだろうか。

陰血は重濁なものであり、これが熱と結合した瘀血となって絡脈を阻滞すると、胸脇や少腹の気の流れが阻滞され、そこから胸背にかけて筋肉が拘急し、半身不随となる。このため、去邪通絡がその病にぴったり合う治療法となる。しかしこのような状態となると、往々にして慢性化し、心包に上逆して胸中が痛むようになる。これがすなわち陶氏のいう、いわゆる血結胸というものだ。

王海蔵は、桂枝紅花湯加海蛤桃仁を考案した。もともとこの処方は表裏・上焦下焦をすべて一度に治すもので、この処方の何と非常に巧妙に作られていることよ。したがって、学ぶ者が便利なようにここに記しておく。

こんどは月経開始時もしくは月経終了時の温病についての話である。月経開始時もしくは終了時にたまたま運悪く温熱邪に遭遇してしまったら、温病に罹ることが多いというわけだ。

「経水適来」「経水適断」「邪陥血室」「少陽傷寒」などとくれば、「傷寒論」の小柴胡湯の記載を自然と思い出すのが、漢方屋というものである。上のキーワードを彷彿とさせた「宋板傷寒論」の条文は以下のとおりである。第1部の傷寒論のところでは登場させなかった（康治本にはこの条はなかったため）ので、ここで触れておく。

宋板第143条　婦人中風、発熱悪寒、経水適来、得之七八日、熱除而脈遅、身涼、胸脇下満、如結胸状、譫語者、此為熱入血室也。当刺期門、随其実而取之。

宋板第144条　婦人中風、七八日、続得寒熱、発作有時、経水適断者、此為熱入血室。其血必結、故使如瘧状、発作有時、小柴胡湯主之。

「宋板傷寒論」では、女性が傷寒（中風）に罹り、たまたま月経の開始もしくは終了時に当たった場合について、2条にわたって述べてある。「傷寒論」では「熱入血室」となっているが、「温熱論」の「邪陥血室」と臨床的な意味はほぼ同じだ。ただし、最初に受けた邪が「傷寒論」では寒邪、「温熱論」では熱邪である点は違う。「傷寒論」では、寒邪が正気との戦いで熱化し、入り込んできているのである。「温熱論」では、熱邪がそのままズドンと侵入したわけである。

さて、「温熱論」に戻ろう。温病でも、傷寒と同じように、軽いときは期門を鍼で刺して、重い場合は小柴胡湯を与えて、いずれも瀉法を施すのだという。期門とは、足厥陰肝経にある経穴で、肝経の募穴である。ちょうど腹診で胸脇苦満を診るときに押さえるところにある。だから、「本経」というのは肝経だということがこれでもわかる。

小柴胡湯は和解少陽の処方だが、柴胡・黄芩を含むので、清熱作用がある。だから瀉法のひとつである。「甘薬」というのは、小柴胡湯では具体的には人参・甘草・大棗のことで、これらは胃を援けるから胃には確かによいが、甘薬が邪の追放にはブレーキになる。だから小柴胡湯からこれらを差し引いて、延胡索・当帰尾・桃仁といった活血化瘀薬を追加し、血と結びついた熱邪を追い出すのである。このことは、小柴胡湯（柴胡・黄芩・半夏・生姜・人参・大棗・甘草）から大柴胡湯（柴胡・黄芩・半夏・生姜・枳実・大棗・大黄・芍薬）への変化をみて

もわかるだろう。実際にはこのケースで大柴胡湯を用いてもよいはずだ。
　「熱陥血室→譫語如狂之象」は、「宋板傷寒論」でも、

宋板第145条　婦人傷寒、発熱、経水適来、昼日明了、暮則譫語、如見鬼状者、此為熱入血室、無犯胃気、及上二焦、必自愈。

というふうに出てきており、

宋板第106条　太陽病不解、熱結膀胱、其人如狂、血自下、下者愈。其外不解者、尚未可攻、当先解其外。外解已、但少腹急結者、乃可攻之、宜桃核承気湯。

という条文で出てくるように、よく知られている。やはりここでも桃核承気湯という活血化瘀剤で解決している。ただし「譫語」して「狂」のような状態になるのは、「宋板傷寒論」にもいくつか出てくるのだが、例えば、

宋板第217条　汗出、譫語者、以有燥屎在胃中、此為風也。須下者、過経乃可下之。下之若早、語言必乱、以表虚裏実故也。下之愈、宜大承気湯。

のように、陽明病にもみられる現象なのでちゃんと見分けよと書いてある。鑑別ポイントは、陽明病では「軽旋便捷」に身動きができるが、「血結者」では「身体必重」だという。瘀血によって気が阻滞されれば、麻痺が起こるので、活血通絡せよという。長引けば胸中に入り、今でいう急性冠症候群のように胸痛を起こすのである。
　桂枝紅花湯加海蛤桃仁は、ほぼ桂枝湯（桂枝・芍薬・甘草）に活血薬（牡丹皮・紅花・桃仁）を加え、清肺化痰・軟結作用のある海蛤殻を加えたもので、なるほど「表裏上下」いずれも「一斉」に「尽解」しそうな処方だ。桂枝茯苓丸加薏苡仁"エキス"を強化したような感じである。エキスではなくて丸剤のままならいい勝負になるかもしれない。

温熱論の最後に

　葉天士「温熱論」は以上である。葉天士は、傷寒と並ぶ重要な疾患群である「温病」の基礎を、37個の短い文章で総説し、とくに衛気営血弁証を確立するという偉業を成し遂げたのだが、残念ながらわが国の漢方診療においては、温病＆「温熱論」はともに、傷寒＆「傷寒論」とくらべてイマイチな感は拭えない。温病と傷寒の差については第1部で述べたので蒸し返すのは止める。

おわりに

　前半で康治本を軸にした「傷寒論」の話をし、後半に温病論の代表である葉天士の「温熱論」についての話を終えた。
　ここで簡単に復習しておく。
　傷寒とは、寒邪・風邪が人の体表に取り付くところから始まる（寒邪襲表：太陽病）のだった。そこでまずは悪寒を感じる。
　寒邪がわずかに体内へ進もうとするが、どっこい体表付近を守っている正気（衛気）がそうはさせない。ここで正邪の闘争を演じるようになり、寒が押せば寒気が、正気が押せば発熱がみられる（寒熱往来：少陽病）。綱引き状態である。
　邪が強くて衛気を破り、体内へ押し込むと、正気は中からどんどん補充され総動員されて、邪気と正気の相争はますます激しさを増し、高熱がみられる（化熱入裏：陽明病）ようになる。激しい汗で津液不足が生じ、口渇や便秘をきたす。
　もちろん、以上の過程のどこかで正気が勝てば、治癒する。
　しかし、正気が劣勢（＝寒邪優勢）となると、邪正相争は邪の一方的な侵攻に変わり、寒邪はますます内へと侵入し、下痢が始まる（寒傷脾陽：太陰病）。
　体内が寒盛となり下痢が止まらなくなる（少陰病）。体の芯はすっかり冷え切って、それがますますひどくなり、残余の陽気が表へ上へと押しやられ、辛うじてその部分に熱感を帯びる（真寒仮熱：厥陰病）ものの、やがては体すべてが寒に支配されて、最後は陰陽が分離して患者の命は尽きる（陰陽離訣）。
　傷寒論は温病の本ではないが、先に書いたように、急性発熱性疾患・感染症には傷寒と温病とがあり、それぞれの特徴を知ることで、かえって傷寒論の理解も進むと考えた。温病についても説明しよう。ここでは２つの体系の違いを浮き彫りにしながら進めてみたい。

発症　傷寒（太陽病）vs 温病（衛分証）
　まず、発病だが、傷寒は先述のように寒邪襲表からスタートだった。これに対し温病では、温熱の邪（温邪）が口や鼻から侵入することで始まる。こういう状

態を衛分証という。衛気が体表を衛っているであろう。そこがやられたステージなのだ。

　傷寒ではぶるぶるっと悪寒がするが、温病では悪寒がない（もしくはあってもごくわずかで済む）。初期の悪寒の有無が大きな違いのひとつだ。傷寒の治療は桂枝湯、麻黄湯などの辛温の味がする薬で温めて、発汗・解表するのであった（辛温解表）。寒邪を、体を温めて追い出すわけだ。これに対し温病では、銀翹散や桑菊飲などの辛くて冷ます薬で温邪を追い出す（辛涼解表）点が異なる。これらの処方には、金銀花、連翹、桔梗、薄荷、茅根などの清熱薬がずらりと並んで配合されている。逆に温病に桂枝湯・麻黄湯を使うと余計にひどくなるのだ。

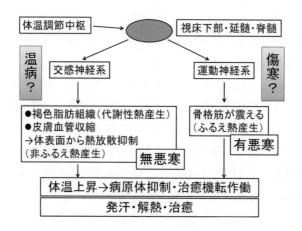

正邪相争　傷寒（少陽・陽明病）vs 温病（気分証）

　さて、傷寒は寒邪と正気の押し合いへし合いで寒熱往来（少陽病期）があって、その後は化熱入裏で陽明病になり、熱のみになるのだが、温病では温邪と正気の押し合いへし合いで、熱だけしか出ないわけである。しかも一気にすごい熱が出る。このステージを気分証という。ここだけを取り出してみると、傷寒における陽明病との違いが一見わからない。用いる処方は麻杏甘石湯、梔子鼓湯、白虎湯、大承気湯など傷寒論処方と共通のものも少なくない。

　違いは、これに麦門冬、生地黄などの陰を守る薬がよく配合されることだ。傷寒の陽明病でも熱が盛んになるが、治療により治ってしまうか、遷延してもやが

て陰病期へ突入しても冷えるだけで、陰を損ねてしまうことはない。ところが温病では、この後のステージでは熱しかないので、ただただ暑いのである。したがって陰（津液）をたちまち奪われてしまうのだ。水を飲むのはもちろんであるが、津液（陰）イコール水ではない。陰を守る、陰を生み出すような治療が必要なのだ。

邪の内攻　傷寒（太陰・少陰・厥陰病）vs 温病（営分証・血分証）

　傷寒では、この後正気が負ければ三陰病へ突入し、ほぼ寒が身体中を占めるのだが、温病では正気が負けても温邪が押し込んでくるので、熱が出っぱなしになる。しかも営分という体の深い位置に入り込んでくるので、津液がさらに痛めつけられ、臨床上は高熱＋脱水＋意識障害をきたす。

　さて、傷寒では宋板には「二三日」「四五日」などとあったように、病の進行は比較的緩やかだが、温病は違う。数時間単位で一気に進行し、しかも次の血分証に至っては、血が熱をもつことでいろんな箇所から出血するようになり、もはや末期症状にまで一気に進んでしまうところが恐ろしいところだ。

　この時期の温病の治療には、犀角、鼈甲、阿膠、牡蛎、石英などの清熱・養陰薬が多く用いられ、動物薬、鉱物薬が目立つ。

　以上のように傷寒・温病はそれぞれ原因こそ寒邪・温熱邪と正反対であるが、体に侵入し、熱証をきたす感染症らしき疾患同士であることは共通である。しかし向かう方向は寒と熱と丸反対で、治療も丸反対である。屹立する２大発熱性疾患として並べてみた。今一度読み返して、傷寒そして温病の理解に役立ててほしい。

　　2016 年 12 月

著者

索引

■ あ

阿膠	100
安宮牛黄丸	173
安神	59
安胎	204

■ い

胃陰不足	186
胃脘	169
胃寒	186
胃気	63
石鍼	184
一甲煎	190
胃内停水	30
胃熱	180
陰	28
陰虚	186
陰邪	193
陰盛	187
茵蔯蒿	105
茵蔯蒿湯	64, 104
陰病期	66
陰陽	142, 186

■ う

鬱金	173
温経湯	136
温胆湯	160
温病	18
温病条弁	18, 144

■ え

衛	146
営	146
営分	146, 152
営分証	155, 162
衛気	23
衛気営血弁証	144
疫気	144
エフェドリン	25
衛分	146
衛分証	162
延胡索	208
鉛丹	75

■ お

黄芩	68, 83
黄芩加半夏生姜湯	93
黄芩湯	93
黄土	154
王孟英	144
往来寒熱	68
黄連阿膠湯	118
黄連解毒湯	64
黄連湯	92
大塚敬節	2
悪寒	17
瘀血	78, 177
悪風	21
温疫論	144
温熱経緯	144
温熱邪	148

温熱病	162	肝風内動	179, 201
温熱論	144, 145	甘爛水	57

■ か

外感温熱論	18		
芥穂	150		
開泄	170		
開達膜原	191		
牙関緊急	201		
加減復脈湯	190		
加工附子	27		
藿香	179		
葛根	24		
葛根加半夏湯	40		
葛根湯	2		
滑石	127, 148		
豁痰解毒	174		
滑脈	94		
化熱	151		
仮熱	67		
加味逍遙散	64		
花露	152		
栝楼根	50, 83		
汗	28		
肝	56		
疳	179		
鹹	157		
甘寒薬	155		
鹹寒薬	155		
乾姜	35, 36, 50, 54		
陥胸湯	78		
寒邪	21, 142, 148		
乾生姜	54, 89		
甘遂	79, 87		
甘草乾姜湯	34		
甘草瀉心湯	89		
甘草湯	122		
寒熱	186		

■ き

気	146
桔梗	122
桔梗湯	122
枳殻	208
枳実	61, 74, 161
気滞	169
亀甲	157
橘皮	169
気分	146, 152
気分証	154, 162
期門	208
逆伝	146
急下存陰	189
虚	62
胸下痞硬	74
脇下満	70, 74
胸脇苦満	68
杏仁	38, 42
虚火	186, 188
虚寒	194
虚実	186
虚熱	186
虚煩	64
銀翹散	149
金匱要略	11, 136
金銀花	149
金汁	152

■ く

苦泄薬	169

■ け

下	28
荊芥穂	150

経穴	209
桂枝	98
桂枝加葛根湯	24
桂枝加桂湯	29
桂枝加芍薬大黄湯	112
桂枝加芍薬湯	72, 112
桂枝加朮附湯	28
桂枝加大黄湯	114
桂枝加附子湯	26
桂枝加苓朮附湯	28
桂枝去桂加白朮茯苓湯	30
桂枝去桂枝加白朮茯苓湯	30
桂枝去芍薬湯	28
桂枝湯	2
桂枝人参湯	91
桂枝茯苓丸	77, 136
桂枝茯苓丸加薏苡仁	210
桂枝麻黄各半湯	46
痙証	202
痙病	201
桂麻各半湯	46
経絡	12
下脘	169
化湿	179
下焦	161
血	146
厥陰肝経	12
厥陰心包経	12
厥陰病	7, 129
結胸	78
血枯	183
血燥生風	183
血熱	153
血分	146
血分証	152, 162
弦	71
芫花	50, 87
験歯	157, 198
玄参	162
験舌	157
建中湯	71
玄武湯	52

■こ

膠飴	72
後弓反張	201
香豉	64
康治本	5
絳舌	173
黄帝内経	12
合病	39
香附子	208
粳米	34
康平本	5
厚朴	102
牛黄	174
呉鞠通	144
五行	142
黒苔	186
黒斑	195
牛膝	156
牛車腎気丸	156
呉茱萸	121
呉茱萸湯	121
五臓論	56
骨余	198
琥珀	176
牛蒡子	148
五味	157
五味子	50, 187
呉又可	144
五苓散	33

■さ

臍下悸	57
犀角	152, 162

柴陥湯	84
柴胡	61, 68
柴胡加竜骨牡蛎湯	74
柴胡桂枝乾姜湯	82
柴胡桂枝湯	84
細辛	50
柴朴湯	191
雑気	144
三黄瀉心湯	91
散血	162
山梔子	64
山椒	73
三焦	167
三焦弁証	144, 167
酸棗仁湯	136

■ し

滋陰降火	188
止汗	24
自汗	23, 43
四逆	61
四逆散	61, 132
四逆湯	34
歯齦	198, 203
自下痢	39
梔子甘草豉湯	63
四肢厥逆	61
梔子豉湯	63
梔子生姜豉湯	63
梔子柏皮湯	64, 106
膩性	204
実	62
湿邪	149, 193
湿盛	183
十棗湯	52, 86
実熱	186
湿熱邪	154
湿熱痰濁証	169

湿熱病	164, 165
湿病	193
紫斑	195
至宝丹	173
四物湯	204
炙甘草	190
炙甘草湯	100, 189
赤石脂	120
芍薬	24
芍薬甘草湯	34
芍薬甘草附子湯	61
瀉下	81
麝香	174
瀉剤	74
沙参	186
瀉南補北	188
銖	47
熟地黄	156
朱砂	174
順伝	146
少陰心経	12
少陰腎経	12
少陰病	7, 116
消渇	129
傷寒	18, 19
上脘	169
小陥胸湯	80
傷寒雑病論	11
生甘草	190
傷寒論	2
生姜瀉心湯	88
小建中湯	72
小柴胡湯	68
生地黄	100, 173
上焦	161
上衝	29
小承気湯	104
小青竜湯	38, 49

220

省頭草	184
少腹急結	77
衝脈	207
少陽三焦経	12
少陽胆経	12
少陽病	7, 108
濇	71
食積	180
心	56
疹	192
腎	56
心陰	196
腎陰	178
腎陰盛	187
津液	34, 165
辛開苦降	169
辛開苦泄	169
真寒仮熱	194
沈香	179
滲湿	150
心腎不交	200
真臓色	177
人中黄	152
人尿	124
心熱	180
真武湯	52, 66
心包	146
腎陽虚	187

■ す

水	34
髄海	198
水逆	99
水毒	66

■ せ

正気	28, 57
清竅	151
清熱開竅	174
青竜湯	48
石菖蒲	173
舌	157
石膏	32
舌質	157
舌苔	157
舌短	179
喘	49
戦汗	158
譫語	102
宣通	170

■ そ

相克	189
草果仁	191
桑菊飲	149
葱白	123
宋板傷寒論	5
相侮	189
促脈	28
素問	146

■ た

太陰肺経	12
太陰脾経	12
太陰病	7, 112
大黄	36
大黄黄連瀉心湯	91
大黄甘草湯	136
大陥胸湯	79
大戟	87
大建中湯	72, 136
大柴胡湯	73
大柴胡湯去大黄	74
大承気湯	102
大青竜湯	49
大定風珠	190

221

太陽小腸経	12
太陽病	7, 14
太陽膀胱経	12
沢瀉	98, 127
達原飲	191
脱証	159
痰飲	177
丹参	176
淡豆豉	64, 150

■ ち

蓄血証	177
竹茹	161
竹心	180
逐水	87
竹葉	150
知母	32
注解傷寒論	5
中脘	169
中焦	161
中風	19
調胃承気湯	34, 61
張機	4
張仲景	4
潮熱	81
猪胆汁	124
猪苓	98, 127
猪苓湯	127
沈	16

■ つ

通草	131
通脈四逆湯	126

■ て

抵当湯	177
天門冬	178

■ と

吐	28
桃核承気湯	77
桃花湯	120
当帰四逆加呉茱萸生姜湯	131
当帰四逆湯	131
当帰芍薬散	136
当帰尾	208
動血	162
豆豉	64
透出	150
導赤散	180
桃仁	77
桃仁承気湯	76
透熱	150
透熱転気	162

■ な

内寒外熱	126
内熱外寒	130
内風	20
難経	144

■ に

肉荳蔲	169
二甲煎	190
肉桂心	208
人参	34

■ ね

熱邪	193

■ は

肺	56
佩蘭	185
白痦	196
麦門冬	100, 186

麦門冬湯	136
薄荷	148
斑	192
半夏	40
半夏厚朴湯	136
半夏瀉心湯	85
斑疹	192
煩躁	49, 53
半表半裏	12, 111

■ひ

痞	85
脾	56
脾胃	180
脾失健運	183
脾癉	184
樋屋奇應丸	179
白朮	98
白通加猪胆汁湯	123
白通湯	123
白虎加人参湯主之	32
白虎湯	94
表寒	34
氷片	174
表裏	186
檳榔	191

■ふ

浮	16
風邪	20, 149
風痰阻絡	202
腹中雷鳴	88
復脈湯	100
茯苓	98
茯苓桂枝甘草大棗湯	57
茯苓桂枝甘草白朮湯	58
茯苓四逆湯	60
附子	27

附子湯	119
扶正祛邪	206
分消	161

■へ

併病	39
鼈甲	157
弁証論治	155

■ほ

防已黄耆湯	136
芳香	178
芒刺	182
芒硝	36, 62
補気	24
補血	165
補血止痒	183
補剤	74
牡丹皮	77
補脾	183
母病及子	157
牡蛎	75, 83
奔豚	57

■ま

麻黄	36
麻黄甘草杏仁石膏湯	55
麻黄細辛附子湯	117
麻黄湯	25
麻黄附子細辛湯	116
麻杏甘石湯	55
膜原	184
麻子仁	100, 104
麻子仁丸	104

■み

脈洪大	33

■む

無汗	43
無苔	186

■も

耗血	162
木通	180

■や

薬対	38

■ゆ

雄黄	174
熊胆	179

■よ

養陰	181
陽虚	187
養血	165
葉香岩外感温熱篇	145
陽邪	193
葉天士	144
陽明胃経	12, 198
陽明大腸経	12, 198
陽明病	7, 101

■ら

蘭	185

■り

裏	33
理気化痰	170
裏熱	34
劉河間	144
竜骨	75
硫酸カルシウム	56
硫酸マグネシウム	63, 104
竜脳	174
苓桂甘棗湯	29
苓桂朮甘湯	58
涼血	162

■れ

戻気	144
癘気	144
霊枢	101
羚羊角	162
連翹	149, 173

■ろ

六病位	11
芦根	148
六経弁証	11

■わ

和解少陽	209
和法	68

著者略歴

入江祥史
　　いり　え　よし　ふみ

1965 年	長崎市生まれ
1991 年	大阪大学医学部医学科卒業
1995 年	大阪大学大学院医学研究科修了（医学博士）
2000 年	ハーバード大学医学部生理化学センター留学
2003 年	慶應義塾大学医学部東洋医学講座助手
	同病院漢方クリニック医長
2005 年	慶應義塾大学医学部漢方医学講座非常勤講師
2008 年	証クリニック吉祥寺院長

寝ころんで読む傷寒論・温熱論　　Ⓒ

発　行	2017 年 1 月 20 日　　1 版 1 刷	
著　者	入　江　祥　史	
発行者	株式会社	中外医学社
	代表取締役	青　木　　滋
	〒 162-0805　東京都新宿区矢来町 62	
	電　話　　（03）3268-2701（代）	
	振替口座　　00190-1-98814 番	

印刷・製本／横山印刷㈱　　　　　　〈HI・HU〉
ISBN978-4-498-06918-3　　　　　Printed in Japan

JCOPY　＜(社)出版者著作権管理機構 委託出版物＞

本書の無断複写は著作権法上での例外を除き禁じられています．
複写される場合は，そのつど事前に，(社)出版者著作権管理機構
（電話 03-3513-6969，FAX 03-3513-6979，e-mail: info@jcopy.
or.jp）の許諾を得てください．